ACHIM SAM | PROF. DR. CHRISTIAN SINA

BÖSE MILCH UND GUTER DINKEL

Mythen, Fakten, Trends – zwei Experten klären auf

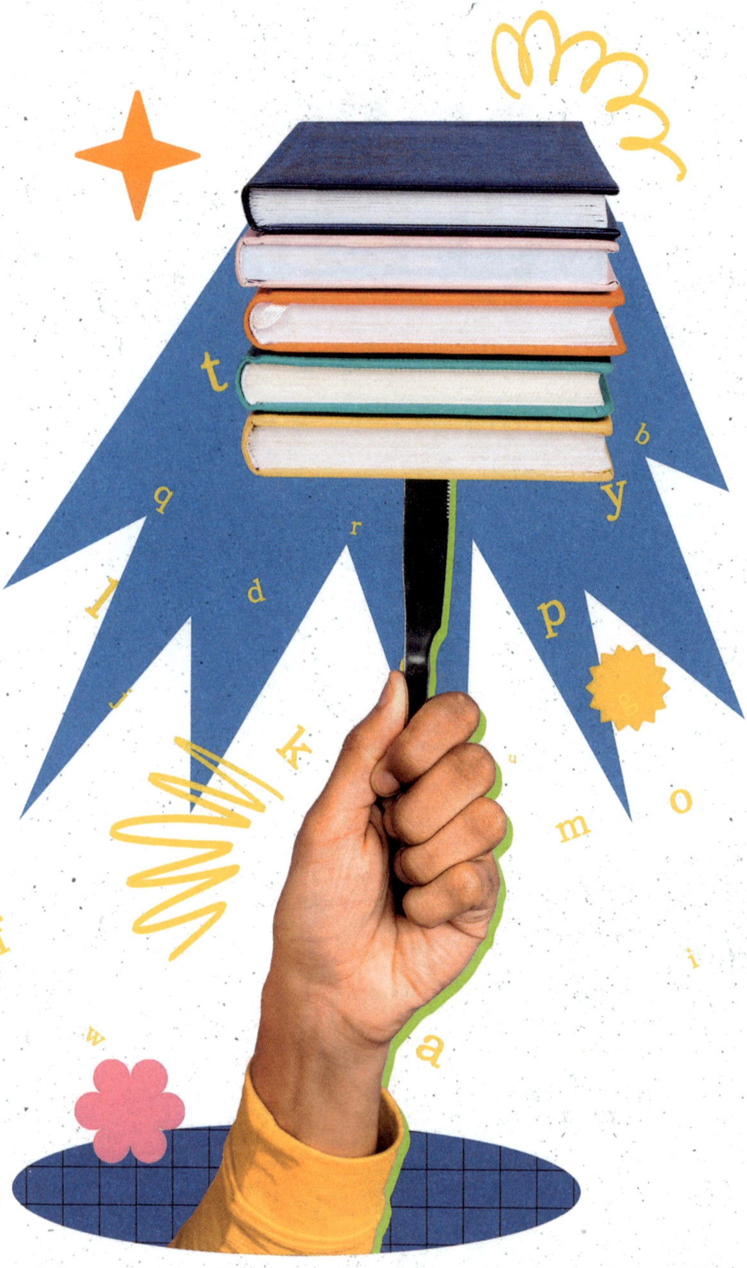

ACHIM SAM | PROF. DR. CHRISTIAN SINA

BÖSE MILCH UND GUTER DINKEL

Mythen, Fakten, Trends –
zwei Experten klären auf

INHALTS-VERZEICHNIS

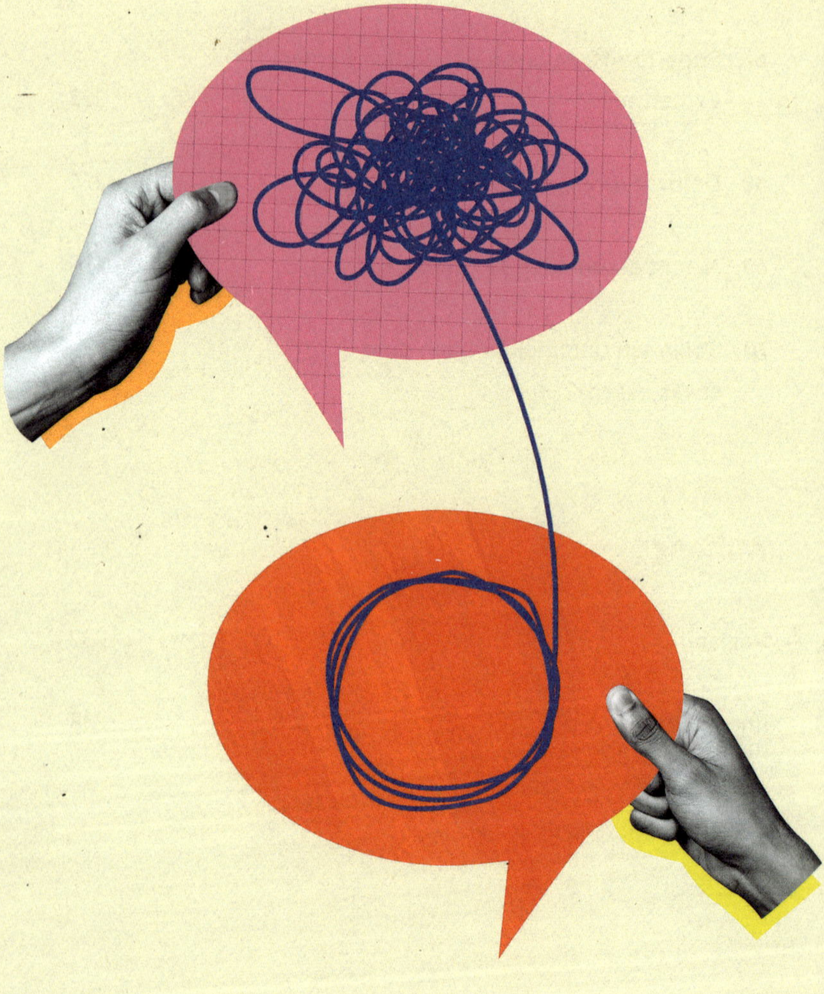

Vorwort und Einleitung

Warum dieses Buch?

Kaum ein anderes Thema bewegt die Menschen so sehr wie die richtige Ernährung. Kaum ein anderes Thema wird so leidenschaftlich diskutiert – und kaum ein anderes ist mit so vielen Mythen, Halbwahrheiten und fragwürdigen Trends behaftet. Was gestern als bahnbrechend galt, ist heute schon wieder überholt. In einer Studie preisen Forscher etwas als gesund an, die nächsten verteufeln es. Und dazwischen stehen wir alle: verunsichert, überfordert und auf der Suche nach verlässlichen Antworten – die nicht nur wissenschaftlich fundiert sind, sondern auch im Alltag praktisch anwendbar.

Genau deshalb haben wir dieses Buch geschrieben. Wir, das sind Dipl. oec. troph. Achim Sam und Prof. Dr. med. Christian Sina. In unserer Arbeit – ob mit Patienten, in Podcasts oder sozialen Medien – erleben wir täglich, wie stark das Bedürfnis nach seriösen Informationen ist. Fragen wie diese begegnen uns ständig:

- Was sollte ich essen?
- Wie nehme ich gesund ab?
- Sind Kohlenhydrate schlecht?
- Ist Zucker so gefährlich wie Rauchen?
- Und wie sieht es mit Milch aus – gesund oder nicht?

Oft genug kursieren mehr Mythen dazu als gut belegte Fakten. Hier setzt unser Buch an. Wir haben die häufigsten Ernährungsfragen gesammelt, sie kritisch hinterfragt und wissenschaftlich eingeordnet. Dabei war uns besonders wichtig, die

Themen so zu erklären, dass sie jeder versteht und unsere Tipps leicht umzusetzen sind.
Ernährungswissenschaft ist komplex. Doch wenn wir Wissen nicht verständlich vermitteln, bleibt es nutzlos. Deshalb verzichten wir in diesem Buch bewusst auf komplizierte Fachbegriffe, endlose Studienauswertungen und schwer verdauliche Theorie. Stattdessen liefern wir Ihnen kurze und präzise Antworten, basierend auf dem aktuellen Stand der Wissenschaft und ergänzt durch unsere Einschätzungen.

Unser Ziel ist es, Ihnen Orientierung im Ernährungsdschungel zu geben. Ohne Dogmen, leere Versprechungen oder übertriebene Heilsbotschaften. Am Ende geht es nicht um die neueste Diät oder den nächsten Superfood-Hype. Es geht darum, eine Ernährung zu finden, die nicht nur gesund ist, sondern auch zu Ihnen und Ihrem Leben passt.

Wir wünschen Ihnen viele Aha-Momente, spannende Erkenntnisse und vor allem: viel Freude beim Lesen und Essen!

Dipl. oec. troph. Achim Sam &
Prof. Dr. med. Christian Sina

HINWEIS **Wir benutzen in unserem Buch das generische Maskulinum, um den Text besser lesbar zu machen. Alle genannten Personenbezeichnungen beziehen sich, wenn nicht anders angeben, ausdrücklich auf alle Geschlechter.**

Einleitung

Vor etwa 2,5 Millionen Jahren ernährten sich die frühen Menschen als Sammler und Jäger. Je nachdem, wo sie ansässig waren, verzehrten sie pflanzliche Materialien wie Wurzeln, Knollen, Früchte, Nüsse und Samen. In Küstenregionen kamen Fische und Meeresfrüchte hinzu, andernorts Vögel, Insekten(larven) sowie kleinere Wirbeltiere bis hin zu Großsäugern wie Mammuts. Rund 10.000 Jahre vor unserer Zeitrechnung begann im Nahen Osten die landwirtschaftliche Revolution: Weizen, Gerste, Erbsen, Linsen, Schafe und Ziegen wurden gezielt angebaut beziehungsweise gezüchtet.

Obwohl Ackerbau und Viehzucht aufkamen und sich unser Ernährungsverhalten über die Zeit stetig änderte, bleiben wir genetisch immer noch Jäger und Sammler. Deren Erbgut tragen wir noch immer in uns. Das bedeutet, dass wir nach Verhaltensmustern handeln, die sich über Jahrtausende entwickelt haben. Praktisch bedeutet das: Nach Möglichkeit stopfen wir uns mit möglichst fetten und süßen Speisen voll, etwa Chips, Schokolade oder Gänsebraten. Für unsere meist nomadisch lebenden Vorfahren war dies eine überlebenswichtige Strategie. Denn sie mussten so viel Kalorien wie möglich zu sich nehmen und in Form von Fett einlagern, um karge Zeiten überstehen zu können. Angesichts der allzeit verfügbaren Nahrungsmittel in den Supermärkten der Industrienationen und unserem sesshaften Lebensstil ist diese Strategie jedoch überflüssig. Sogar kontraproduktiv. Denn sie hat uns eine Epidemie des Übergewichts beschert, die für zahlreiche Zivilisationskrankheiten mitverantwortlich ist: Bluthochdruck, Typ-2-Diabetes, Gicht, Herzinfarkt, Schlaganfall und Krebs beispielsweise.

WAS STUDIEN TATSÄCHLICH ÜBER ERNÄHRUNG AUSSAGEN

Die meisten Erkenntnisse zu unseren Ernährungsgewohnheiten und deren Folgen für die Gesundheit stammen aus sogenannten epidemiologischen Studien. In solchen Untersuchungen wird eine große Gruppe von Personen hinsichtlich ihrer Ernährungsgewohnheiten befragt und meist über mehrere Jahre hinweg auf bestimmte Gesundheitsdaten überprüft, etwa Blutdruck oder die Entwicklung von Krebs. Aus diesen Daten – Ernährungsgewohnheiten und Gesundheitswerten – errechnen die Wissenschaftler dann beispielsweise Korrelationen zwischen dem Fettkonsum und dem Auftreten von Herzinfarkten.
Eine der ersten großen Studien dieser Art war die »Sieben-Länder-Studie«. Sie startete 1958 mit knapp 13.000 gesunden Männern mittleren Alters aus Italien, Griechenland, Finnland, Japan und den USA. Die Forschungsarbeit sollte folgende Frage beantworten: Ist die Ernährung – insbesondere der Fettkonsum – für Übergewicht und Herz-Kreislauf-Erkrankungen verantwortlich? Damals wurde die Frage mit einem klaren Ja beantwortet.
Doch solche Untersuchungen haben einen hervorstechenden Makel: Sie können nur Zusammenhänge zwischen menschlichen Essgewohnheiten und gesundheitlichen Parametern vermuten, ohne diese aber zu beweisen.
Ein Beispiel aus der Studie: Ein hoher Fettkonsum trat bei Probanden gemeinsam mit Übergewicht und Herzinfarkten auf. Anhand der epidemiologischen Untersuchung kann aber nicht geklärt werden, ob der hohe Fettkonsum – wie von Ancel Keys, dem Initiator der Studie angenommen – tatsächlich Übergewicht und Herzinfarkte auslöst.

Zuträglich war dann auch nicht, dass im Nachhinein herauskam, dass Ancel Keys nur einen Teil der Studienergebnisse publiziert hatte. Und zwar den Teil, der belegen sollte, dass der Konsum von fetthaltigen Speisen tatsächlich mit einem erhöhten Risiko für Herz-Kreislauf-Erkrankungen verbunden ist.

Um wirklich eine kausale Beziehung nach dem Motto »Fettkonsum macht fett« feststellen zu können, bedarf es sogenannter Interventionsstudien.

Die wohl erste Studie dieser Art führte der britische Schiffsarzt James Lind (1716–1794) im Jahre 1753 durch. Zu jener Zeit starben zahlreiche Seeleute an einer Krankheit, die wir heute Skorbut nennen. Was zu der Zeit noch niemand wusste: Die Krankheit beruht auf einer Mangelversorgung mit Vitamin C. Auch wenn mindestens seit dem Jahr 1600 bekannt war, dass Zitronen gegen Skorbut helfen können, hatte sich diese Maßnahme in der Seefahrt nicht durchgesetzt. Das passierte erst, nachdem Lind seine Studie durchgeführt hatte. Lind teilte für seine Interventionsstudie zwölf Matrosen mit Skorbut in sechs Gruppen ein. Alle erhielten dieselbe Diät. Die erste Gruppe bekam zudem einen knappen Liter Apfelwein täglich. Gruppe zwei nahm 25 Tropfen Schwefelsäure ein, Gruppe drei sechs Löffel voll Essig, Gruppe vier erhielt einen knappen Viertelliter Seewasser, Gruppe fünf zwei Apfelsinen sowie eine Zitrone täglich und die letzte Gruppe eine Gewürzpaste und Gerstenwasser. Die Behandlung von Gruppe fünf musste abgebrochen werden, als nach sechs Tagen die Früchte ausgingen. Aber zu diesem Zeitpunkt war einer der Matrosen bereits wieder dienstfähig und der andere beinahe erholt.

Damit war bewiesen, dass Inhaltsstoffe von Zitrusfrüchten Skorbut heilen oder verhindern können. Heute wissen wir, dass es sich dabei um Vitamin C handelt. Als der britische Seefahrer James Cook (1728–1779) dann mit der »Endeavour« 1768 seine erste Weltumsegelung antrat, nahm er Vitamin-C-haltiges Sauerkraut, eingekochten Zitronen- und Orangensaft sowie Bier-Vorstufen wie Malzextrakt und Stammwürze mit an Bord. So konnte er größere Verluste unter seinen Leuten verhindern. Diese beiden Studientypen – epidemiologische und Interventionsstudien – bestimmen im Wesentlichen, was wir heute über Ernährung denken.

Als »Goldstandard« für Interventionsstudien gelten in der Forschung »randomisierte kontrollierte Studien« (RCTs). Sie folgen den Grundprinzipien

- der Randomisierung (zufällige Einteilung der Teilnehmer in Gruppen),
- der Kontrolle (Vergleich zwischen Interventions- und Kontrollgruppe[n]) und
- der Verblindung (Teilnehmer und/oder Forscher wissen nicht, wer welcher Gruppe zugeteilt ist)

Das Ziel dieses Ansatzes ist, zu wissenschaftlich korrekten Schlussfolgerungen zu kommen und Verzerrungen sowie andere statistische Fehler möglichst zu vermeiden.

Auch wenn das meiste Datenmaterial in den Ernährungswissenschaften aus epidemiologischen Untersuchungen stammt, werden wir uns in diesem Buch möglichst auf RCTs berufen, da nur sie uns exakte Daten über Ursache und Wirkung (Kausalität) liefern können.

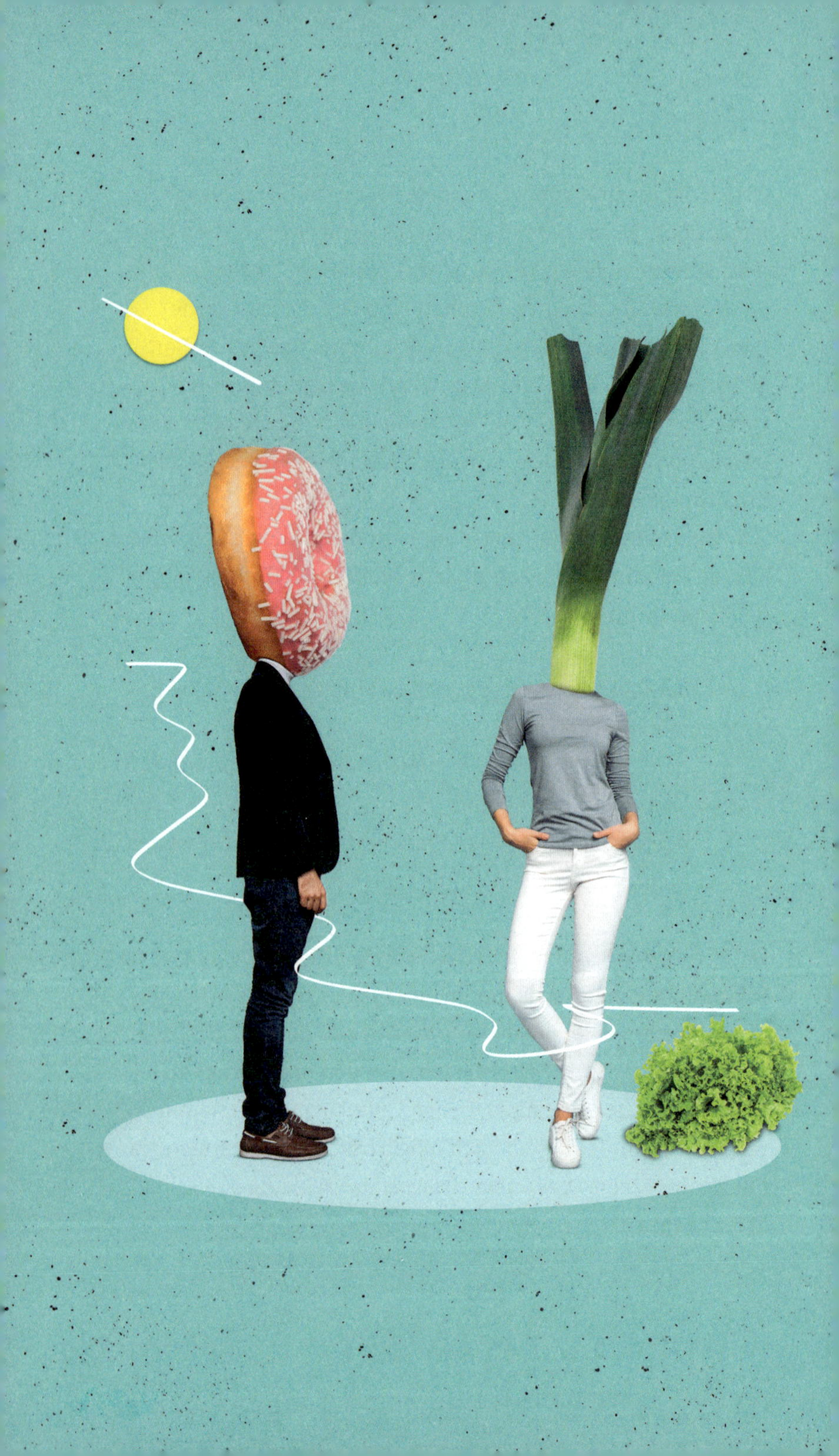

Ernährungs-Basics

→ Diese Nährstoffe sind essenziell für Ihre Gesundheit

→ So viel Kalorien benötigen Sie tatsächlich

→ Wie viel Flüssigkeit braucht der Körper?

→ Von guten und schlechten Nahrungsfetten

→ Ist Zucker wirklich so schädlich?

→ Bringen Nahrungsergänzungsmittel was?

1. Nährstoffe, auf die wir nicht verzichten können

Unser Körper ist ein wahrer Meister darin, bestimmte Nahrungsbestandteile in andere Substanzen umzuwandeln. Wenn wir beispielsweise zu viel Einfachzucker (Glukose) essen und der Körper diese bereitgestellte Energie nicht direkt verbrauchen kann, wird der Zucker in der Leber zu Fetten verstoffwechselt und dann im Fettgewebe eingelagert. Dieses Gewebe ist ideal, um Energie zu speichern. In der Steinzeit war dieser Prozess der Energieumwandlung ein Überlebensvorteil. Heute führt er dazu, dass wir nicht nur unliebsame »Fettpölsterchen« entwickeln, sondern auch vermehrt krank machende Fettdepots rund um und in unseren inneren Organen entstehen. Ein Beispiel dafür ist die Leber.
Die Umwandlung von Glukose in Fettsäuren ist nur einer von vielen Tausenden Vorgängen, bei denen unser Körper Nährstoffe in andere biochemische Bausteine transformiert, um sie unseren Bedürfnissen anzupassen.
Doch dieses Bäumchen-wechsel-dich-Spiel hat Grenzen: Eine ganze Reihe von überlebenswichtigen Nahrungsstoffen wie die meisten Vitamine, Mineralstoffe, Spurenelemente, Aminosäuren sowie Fettsäuren kann der Körper nicht selbst herstellen. Deshalb müssen sie direkt mit der Nahrung aufgenommen werden. Solche Nahrungsinhaltsstoffe nennen wir **essenziell**.

VITAMINE

Die meisten Vitamine sind für den menschlichen Körper essenziell, allerdings gibt es Ausnahmen. **Vitamin D (Calciferol)** wird bei ausreichender UV-Bestrahlung in unserer Haut hergestellt. In Deutschland genügt es meistens, zwischen März und Oktober täglich für 5 bis 25 Minuten unbedeckt mit Gesicht, Händen und Teilen von Armen und Beinen in der Sonne zu sein. So kann der Körper im Normalfall genügend Vitamin D herstellen. Im Winter ist die Vitamin D-Bildung aufgrund der geringen Sonneneinstrahlung eingeschränkt – für einen gesunden Organismus ist das in der Regel kein Problem. Denn: Der Körper kann das Vitamin im Fettgewebe speichern und über bestimmte

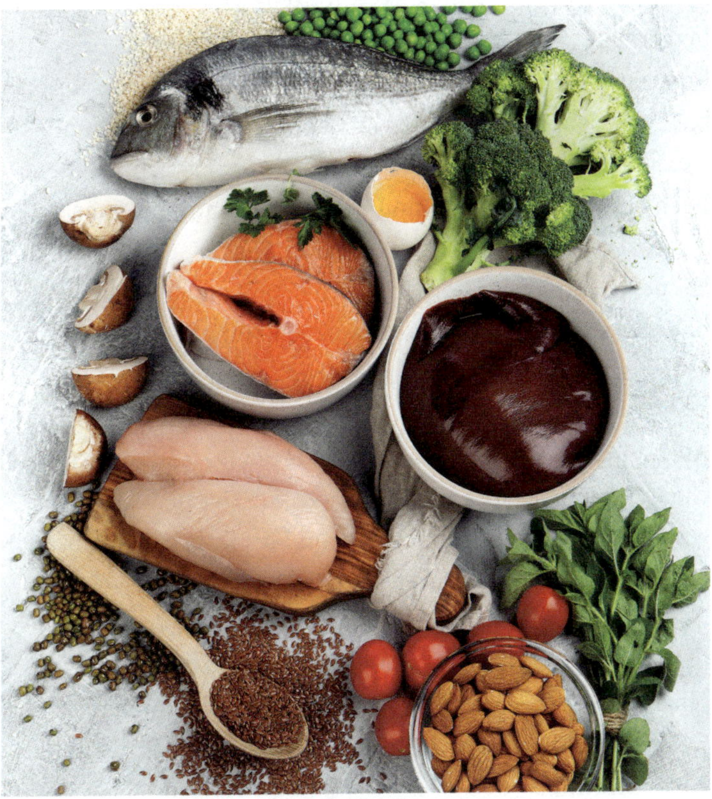

Nahrungsmittel, zum Beispiel fette Seefische, aufnehmen. Eine zusätzliche Einnahme von Vitamin D in Form von Nahrungsergänzungsmitteln sollte mit dem Arzt abgesprochen werden, wenn chronische Erkrankungen vorliegen und ein nachgewiesener Mangel besteht.

Die zweite Ausnahme ist **Vitamin K**, das unter anderem für die Blutgerinnung von zentraler Bedeutung ist. Das Vitamin kommt in mehreren Variationen vor, von denen **K_1 und K_2** die wichtigsten sind. K_1 können wir nur mit der Nahrung aufnehmen, zum Beispiel über grünes Blattgemüse wie Grünkohl oder Spinat. K_2 hingegen wird auch von Bakterien in unserem Darm hergestellt.

Ausnahme Nummer drei ist **Vitamin B_3 (Niacin),** das der Körper aus der essenziellen Aminosäure Tryptophan, einem Grundbaustein der Eiweiße, selbst herstellen kann. Erwachsene benötigen täglich zwischen 11 und 16 mg Niacin am Tag, je nach Geschlecht und Alter. Um diese Menge an Niacin produzieren zu können, benötigt der Körper zwischen 660 und 960 mg Tryptophan. Das sind umgerechnet etwa 250 g Hühnerbrust, 290 g Thunfisch oder 480 g gekochte Sojabohnen täglich.

Auch **Vitamin B_7 (Biotin)** gehört zu den eingeschränkt essenziellen Vitaminen, da es wie Vitamin K_2 von Darmbakterien hergestellt wird. Ob diese Produktion im Darm tatsächlich unseren Bedarf deckt, ist bislang aber noch unbekannt.

Diese Tabelle dient zur Übersicht aller Vitamine, die wir täglich in bestimmten Mengen brauchen, wie es die Deutsche Gesellschaft für Ernährung (DGE) empfiehlt. Zudem sieht man, in welchen Lebensmitteln die höchsten Mengen dieser Vitamine vorkommen.

Vitamin	Tagesbedarf Erwachsene (DGE)	Reichlich enthalten in (je 100 g):
A (Retinoläquivalent)	700 µg	Schweineleber (36.000 µg); Leberwurst, grob (8.300 µg); Möhren (1.500 µg); Grünkohl (862 µg); Spinat (795 µg)
D (Calciferol)	20 µg	Aal, geräuchert (90 µg); Bückling (30 µg); Forelle (22 µg); Lachs (16,3 µg)
E (Tocopherol)	12–15 mg	Weizenkeimöl (174 mg); Sonnenblumenöl (63 mg); Maiskeimöl (34 mg); Sojaöl (17 mg); Paranüsse (7,6 mg)
K	60–80 µg	Grünkohl (817 µg); Spinat (305 µg); Rosenkohl (236 µg); Brokkoli (155 µg)
B_1 (Thiamin)	1,0–1,3 mg	Sonnenblumenkerne (1,9 mg); Schinken, ohne Fettrand (1,1 mg); Sojabohnen (1 mg)
B_2 (Riboflavin)	1,1–1,4 mg	Hühnerleber (2,49 mg); Camembert, 40 % (0,6 mg); Sojabohnen (0,5 mg)
B_3 (Niacin)	11–16 mg	Kleie (17,7 mg); Erdnüsse (15,3 mg); Hühnerleber (11,6 mg); Thunfisch (8,5 mg)
B_5 (Pantothensäure)	6 mg	Ostseehering (9,3 mg); Schweineleber (6,8 mg); Bäckerhefe (3,5 mg); Vollmilch (2,7 mg); Erdnüsse (2,7 mg); Erbsen (2 mg)
B_6 (Pyridoxin)	1,2–1,6 mg	Sojabohnen (1 mg); Walnüsse (0,9 mg); Kotelett (0,6 mg); Linsen (0,6 mg)
B_7 (Biotin)	30–60 µg	Speisekleie (44 µg); Erdnüsse (34 µg); Bäckerhefe (33 µg); Schweineleber (27 µg)
B_9 (Folsäure)	300 µg	Limabohnen (360 µg); Kichererbsen (340 µg); Sojabohnen (210 µg)
B_{12} (Cobalamin)	4 µg	Steckmuscheln (144 µg); Schweineleber (39 µg); Ostseehering (11 µg)
C (Ascorbinsäure)	95–110 mg	Hagebutte (1.250 mg); Sanddornbeeren (450 mg); Paprika (140 mg); Brokkoli (115 mg); Rosenkohl (112 mg)

Quelle: Eucell (www.eucell.de/ernaehrung/lebensmittellisten); Bell, S. (2012). Souci – Fachmann – Kraut, food composition and nutrition tables.

MINERALSTOFFE UND SPURENELEMENTE

Auch sämtliche Mineralstoffe beziehungsweise Spurenelemente sind für den menschlichen Körper essenziell, müssen also regelmäßig über die Nahrung zugeführt werden. Welche Stoffe das sind, wie viel wir davon zu uns nehmen sollten und worin sie in besonderem Maße enthalten sind, steht in der folgenden Tabelle:

Mineral-stoff/ Spurenele-ment	Tägliche Zufuhr-empfeh-lung (DGE)	Reichlich enthalten in (je 100 g):
Chlorid	2.300 mg	siehe Seite 172 u. 215
Chrom	30–100 µg	Paranüsse (100 µg); Gouda/Edamer, 45 % (95 µg); Weizenvollkornbrot (49 µg)
Eisen	10–15 mg	Schweineleber (18 mg); Linsen (7,5 mg); Kichererbsen (6,9 mg)
Fluorid	3,1–3,8 mg	schwarzer Tee (9,5 mg); Walnüsse (0,7 mg); Speisesalz, fluoridiert (0,25 mg)
Jod	180–200 µg	Schellfisch (243 µg); Kabeljau (155 µg); Krabben/Garnelen (130 µg); Hering (52 µg)
Kalium	4.000 mg	Sojabohnen (1.775 mg); Limabohnen (1.725 mg); weiße Bohnen (1.320 mg)
Kalzium	1.000 mg	Emmentaler, 45 % (1.050 mg); Mozzarella (632 mg); Sojabohnen (201 mg)
Kupfer	1,0–1,5 mg	Cashewkerne (3,8 mg); Vollmilchschokolade (1,3 mg); Emmentaler, 45 % (1,2 mg)
Magnesium	300–400 mg	Cashewkerne (267 mg); Mandeln (252 mg); Sojabohnen (220 mg)
Mangan	2,0–5,0 mg	Haselnüsse (5,7 mg); Haferflocken (4,5 mg); Heidelbeeren (4,2 mg)
Molybdän	50–100 µg	Buchweizen (485 µg); Rotkohl (127 µg); Hafer (70 µg); Knoblauch (70 µg)
Natrium	1500 mg	siehe Seite 172 u. 215

Mineral-stoff/ Spurenele-ment	Tägliche Zufuhr-empfeh-lung (DGE)	Reichlich enthalten in (je 100 g):
Phosphor	700 mg	Weizenkleie (1.240 mg); Sojabohnen (570 mg); weiße Bohnen (430 mg)
Selen	60–70 µg	Bückling (140 µg); Thunfisch (82 µg); Hering (43 µg)
Zink	7–10 mg	Austern (7–160 mg); Rindfleisch (4,4 mg); Paranüsse (4 mg); Haferflocken (4 mg)

Quelle: Eucell (www.eucell.de/ernaehrung/lebensmittellisten); Bell, S. (2012). Souci – Fachmann – Kraut, food composition and nutrition tables.

HINWEIS

Natrium und Chlorid gehören zwar zu den essenziellen Mineralien, dennoch haben wir keine Lebensmittel mit besonders viel Natrium- beziehungsweise Chlorid-Gehalt angegeben. Der Grund: Da Speisesalz aus Natriumchlorid besteht, nehmen wir die beiden Mineralien eher zu viel als zu wenig zu uns. Die Empfehlung der DGE liegt bei bis zu 6 g am Tag. Die tatsächliche Zufuhr der Bundesbürger liegt aber deutlich höher, bei 8 bis 10 g täglich. Speisesalz führt bei einem nicht unerheblich großen Anteil der Bevölkerung – sogenannten »salzsensitiven« Personen – oft zu deutlichen Blutdruckerhöhungen. Daher sollte man auf zu viel Salz verzichten (s. S. 172 u. 215).

ESSENZIELLE FETTSÄUREN

Zu den essenziellen Fettsäuren zählen die Omega-3- und Omega-6-Fettsäuren. Omega-3-Fettsäuren sind die Alpha-Linolensäure (ALA) (aus pflanzlicher Herkunft), die Eicosapentaensäure (EPA) und die Docosahexaensäure (DHA). Die letzten beiden kommen vor allem in fettreichen Meeresfischen und Kaltwassersäugetieren vor. Die Omega-6-Fettsäure Linolsäure (LA) ist ebenso wie die Gamma-Linolensäure (GLA) pflanzlichen Ursprungs. Die Omega-6-Fettsäure Arachidonsäure (AA) hingegen kommt nur in tierischen Lebensmitteln vor. Wie hoch der geschätzte tägliche Bedarf ist und worin die Fettsäuren vorkommen, steht in der folgenden Tabelle.

Fettsäure	Bedarf/ Tag (zirka)	Besonders viel in (je 100 g):
Alpha-Linolensäure (ALA)	2 g	Leinöl (54 g); Leinsamen (16,7 g); Walnussöl (12,9 g); Rapsöl (9,2 g); Sojaöl (7,5 g); Walnüsse (7,5 g)
Eicosapentaensäure (EPA)	250 mg	Hering (3 g); Bückling (2 g); Aal (1,7 g); Lachs (1,7 g); Makrele (1.000 mg)
Docosahexaensäure (DHA)	250 mg	Schillerlocken (3,3 g); Thunfisch (2,1 g); Lachs/Sprotten (1,7 g); Makrele (1,1 g)
Linolsäure (LA)	5 g	Distelöl (75 g); Maiskeimöl (55 g); Sojaöl (53 g); Kürbiskernöl (49 g); Mohnsamen (30 g); Sesam (18 g)
Gamma-Linolensäure (GLA)	0,3–3 g	Borretschsamenöl (21 g); Nachtkerzenöl (10 g); Hanfsamenöl (3 g)
Arachidonsäure (AA)	0,2–0,5 g	Schillerlocke (0,6 g); Thunfisch (0,25 g); Rotbarsch (0,24 g); Lachs (0,19 g); Makrele (0,17 g)

Quelle: Eucell (www.eucell.de/ernaehrung/lebensmittellisten); Bell, S. (2012). Souci – Fachmann – Kraut, food composition and nutrition tables.

HINWEIS Wer vegan lebt (s. S. 82), nimmt über die Nahrung weder Eicosapentaensäure (EPA) noch Docosahexaensäure (DHA) zu sich. Das ist auch nicht zwingend erforderlich, da der Körper die beiden »Fisch-Fettsäuren« auch aus der pflanzlichen Alpha-Linolensäure bilden kann. Diese Umwandlung ist allerdings nicht sehr effizient: Aus 1g Alpha-Linolensäure entstehen lediglich 50 bis 100 mg EPA beziehungsweise DHA. Wenn wir uns vegan ernähren, benötigen wir also etwa 2 g Alpha-Linolensäure, um den Bedarf an Omega-3-Fettsäuren zu decken.

Was die tierischen Omega-3-Fettsäuren (EPA und DHA) angeht, so reichen 250 mg zusammengenommen am Tag. Dabei spielt es keine Rolle, ob wir dabei EPA oder DHA zu uns nehmen.

In Bezug auf die erforderlichen Omega-6-Fettsäuren reichen 5 g am Tag aus (zirka 2,5 % der täglichen Nahrungsenergie). Mit anderen Worten: Wir müssen nicht von Linolsäure, Gamma-Linolensäure und Arachidonsäure jeweils 5 g täglich aufnehmen, sondern zusammengenommen.

Unser Fazit:

Wie Sie sehen, benötigt Ihr Körper weitaus mehr als nur Kalorien. Sie haben nun einen guten Überblick über alle essenziellen Nahrungsbestandteile. Das heißt aber nicht, dass Sie jetzt anfangen müssen, all Ihre Mahlzeiten bis ins letzte Detail zu analysieren oder unreflektiert Nahrungsergänzungsmittel einzunehmen. Wenn Sie sich abwechslungsreich, pflanzenbasiert und vollwertig ernähren, sind Sie in der Regel gut versorgt.

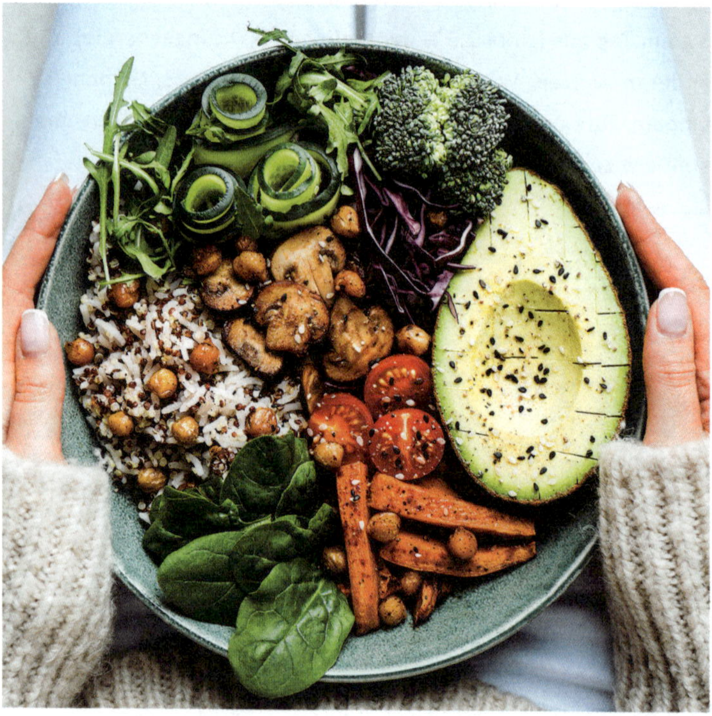

2. Wie viele Kalorien brauchen wir wirklich?

HINWEIS **Obwohl die Einheit Kilojoule (kJ) die Angabe in Kilokalorien (kcal) nach der Lebensmittel-Informationsverordnung aus 2014 eigentlich ersetzen sollte, rechnen die meisten Menschen nach wie vor mit Kilokalorien. Aus diesem Grunde nennen wir zunächst stets die Einheit kcal sowie in Klammern die Einheit kJ. Wir führen unserem Körper Energie vor allem in Form von drei Lebensmittelgruppen zu:**

- Fetten, die pro Gramm einen physiologischen Brennwert von 9 kcal beziehungsweise 37 kJ haben,
- Kohlenhydraten mit 4 kcal beziehungsweise 17 kJ pro Gramm und
- Eiweißen (Proteinen) mit einem Brennwert von 4 kcal beziehungsweise 17 kJ pro Gramm.

In komplexen Stoffwechselvorgängen macht unser Körper daraus eine Verbindung namens Adenosintriphosphat (ATP), die als Energieträger fungiert und zum Beispiel unsere Muskeln antreibt.

Doch woher wissen wir nun, wie viel Kalorien wir tatsächlich verbrauchen und wie viel womöglich als Fettpölsterchen für »schlechte Zeiten« gehortet wird?

Um das herauszufinden, eignen sich verschiedene Berechnungsmethoden, mit denen wir den sogenannten Grundumsatz des Körpers ermitteln können. Der Grundumsatz ist der

Energieverbrauch in Kalorien, den der Körper im Ruhezustand benötigt, um die grundlegenden lebenswichtigen Funktionen aufrechtzuerhalten. Dazu gehören Atmung, Herzschlag, Zellwachstum etc.
Die populärsten Methoden sind die Harris-Benedict-Formel sowie die Mifflin-St.-Jeor-Formel für den Grundumsatz (GU).
Da die Mifflin-St.-Jeor-Formel etwas genauer ist als die Harris-Benedict-Formel, wollen wir uns diese etwas detaillierter anschauen.

Die Formel lautet:

Männer: GU = (10 × Gewicht in kg) + (6,25 × Größe in cm) - (5 × Alter in Jahren) + 5
Frauen: GU = (10 × Gewicht in kg) + (6,25 × Größe in cm) - (5 × Alter in Jahren) - 161
Ein Beispiel: Nehmen wir eine 40-jährige Musterfrau, die 55 kg wiegt und 170 cm groß ist. Wir bekommen also GU = (10 x 55) + (6,25 x 170) - (5 x 40) - 161, das ergibt GU = 555 + 1.062,5 - 200 - 161 = **1.256 kcal**

Würde unsere Musterfrau also den ganzen Tag auf dem Sofa herumlümmeln, läge ihr Tagesverbrauch bei 1.256 kcal (5258,67 kJ). Allerdings: Wer hält es aus, den ganzen Tag nichts zu tun? Wir müssen also noch herauskriegen, wie viel Kalorien unsere Musterfrau verbrennt, wenn sie zum Beispiel mit dem Fahrrad zur Arbeit fährt und in einem Restaurant kellnert.

Um den Kalorienverbrauch von Alltagstätigkeiten abschätzen zu können, entwickelten Wissenschaftler den sogenannten Leistungsumsatz, auf Englisch »Physical Activity Level« genannt, kurz: PAL-Faktor.

PAL-Faktoren bei verschiedenen Alltagstätigkeiten		
PAL-Faktor	**Tätigkeit**	**Beispiele**
0,95	schlafen	-
1,2	nur sitzend oder liegend	bewegungseingeschränkte Senioren
1,4–1,5	fast ausschließlich sitzend, wenig Freizeitaktivitäten	Büroarbeiter
1,6–1,7	überwiegend sitzend, mit zusätzlichen stehenden/ gehenden Tätigkeiten	Kraftfahrer, Studenten, Laboranten
1,8–1,9	überwiegend stehende/ gehende Tätigkeit	Verkäufer/innen, Kellner, Handwerker, Hausfrau/ Hausmann
2,0–2,4	körperlich anstrengende berufliche Tätigkeit	Bergleute, Landwirte, Waldarbeiter, Hochleistungssportler

Da unsere Musterfrau als Kellnerin arbeitet, können wir mit dem PAL-Faktor 1,8 oder 1,9 weiterrechnen, nehmen wir 1,8.

SO SIEHT DANN DIE BERECHNUNG AUS:

Tagesgesamtverbrauch = Ruheumsatz x PAL-Faktor
Für die Musterfrau bedeutet das:
Tagesgesamtverbrauch = 1.256 x 1,8 = **2.260,8 kcal** (entspricht 9.465,61 kJ).

Unser Fazit

Falls Sie Ihren täglichen Kalorienverbrauch berechnen möchten, können Sie die oben genannte Formel anwenden oder einen Rechner im Internet benutzen. Über eine simple Suchanfrage finden Sie jede Menge Beispiele. Wenn Sie Ihren ungefähren Energieumsatz kennen, können Sie abschätzen, ob Sie entsprechend Ihrem Kalorienbedarf essen oder darunter beziehungsweise darüber liegen. Die zugeführten Kalorien beeinflussen unser Körpergewicht – somit ist der Kalorienverbrauch unmittelbar relevant für unsere Gesundheit.

3. Trinken: Wie viel ist genug pro Tag?

Ernährungswissenschaftliche Fachgesellschaften geben auf diese Frage sehr unterschiedliche Antworten:

- Die Deutsche Gesellschaft für Ernährung (DGE) beispielsweise empfiehlt unter normalen Lebensbedingungen eine Gesamtflüssigkeitszufuhr (inklusive der Flüssigkeit in festen Lebensmitteln) für Erwachsene zwischen 2,3 und 2,7 l am Tag. Die höheren Werte gelten für jüngere Menschen (15 bis 50 Jahre), niedrigere für Senioren (ab 51 Jahren).
- Die Europäische Behörde für Lebensmittelsicherheit (European Food Safety Authority, EFSA) rät Frauen täglich zu einem Konsum von 2 l Flüssigkeit, Männern zu 2,5 l.
- Die US-amerikanische Dachorganisation dreier Wissenschaftsakademien, die National Academies of Sciences, Engineering and Medicine, gibt für Frauen etwa 2,7 l Flüssigkeit täglich an, für Männer 3,7 l.

EINE BEISPIELRECHNUNG

Geht‘s vielleicht auch etwas genauer? Ja, durchaus, auch dafür gibt es Formeln. Die gängigste Variante basiert auf dem Körpergewicht, wobei pro Kilogramm Körpergewicht 30 bis 35 ml berechnet werden. Nehmen wir als Beispiel wieder unsere Musterfrau, die 55 kg wiegt. Sie müsste nach dieser Formel 1,65 bis 1,93 l am Tag Flüssigkeit trinken – außer Alkohol.

Eine andere Variante ist die sogenannte Holliday-Segar-Methode. Auch sie orientiert sich am Körpergewicht, aber ein wenig genauer. Diese Art der Berechnung verwenden vornehmlich Ärzte.

So geht die Holliday-Segar-Methode:

Für die ersten 10 kg Körpergewicht werden jeweils 100 ml/Tag berechnet, für die nächsten 10 kg 50 ml und für jedes weitere Kilo 20 ml. Das Ergebnis für unsere Musterfrau lautet: Ihr täglicher Flüssigkeitsbedarf liegt bei 2,2 l (1.000 ml + 500 ml + 700 ml).

Diese 2,2 l Wasser, die unsere Musterfrau unter normalen Bedingungen benötigt, muss sie nicht komplett in Form von Mineralwasser, Tee oder einem anderen Getränk zu sich nehmen. Denn man geht davon aus, dass wir rund ein Drittel unseres Flüssigkeitsbedarfs über feste Nahrung decken. Klar, in Obst, Gemüse und anderen Lebensmitteln steckt auch immer ein gewisser Anteil an Wasser.
Für unsere Musterfrau müssen wir also diese 33 % abziehen und kämen so auf 1,47 l. Hinzu kommt noch ein weiterer Faktor: das sogenannte Oxidationswasser. Bei der Verbrennung von Energieträgern (Proteine, Fette, Kohlenhydrate) entsteht auch Wasser, das dem Körper zur Verfügung steht. Grob geschätzt macht dies 13 % der benötigten Flüssigkeitszufuhr aus, in unserem Beispielfall also rund 286 ml. Am Ende ergibt sich damit

für unsere Musterfrau, dass sie zirka **1,2 l Flüssigkeit täglich trinken sollte.**

HINWEIS **Es hieß einmal, dass Kaffee ein »Flüssigkeitsräuber« ist. Sprich: Die Menge des getrunkenen Kaffees galt nicht als Flüssigkeitszufuhr. Diese Meinung ist heute überholt. Jede Tasse Kaffee zählt in der Flüssigkeitsbilanz.**

ABER WIR VERLIEREN DOCH AUCH FLÜSSIGKEIT, ODER?

Auf jeden Fall, ja. Aber wie viel Flüssigkeit verlieren wir durch Schwitzen bei sommerlichen Temperaturen und anstrengenden körperlichen Tätigkeiten?

Wenn Sie bei sommerlichen Temperaturen körperlich anstrengende Tätigkeiten verrichten, sollten Sie mit 0,5 bis 1 l Flüssigkeitsverlust pro Stunde (!) rechnen und entsprechend mehr trinken.

Aber wer berechnet schon genau, wie viel Flüssigkeit er benötigt und wie viel er verliert? Genau, niemand. Glücklicherweise gibt es einen Mechanismus unseres Organismus, der uns weiterhilft: unser Durstgefühl. Wer Durst hat, sollte etwas trinken. Für jüngere Menschen funktioniert das im Normalfall ganz wunderbar. Bei Senioren allerdings lässt die Fähigkeit, Durst zu empfinden, nach. Das liegt unter anderem an altersbedingten Veränderungen des Hypothalamus im Gehirn. Dieser Teil des Zwischenhirns misst permanent die Konzentration der Elektrolyte im Blut (zum Beispiel Natrium, Kalium und Magnesium). Steigt die Konzentration über einen bestimmten Schwellenwert, empfinden wir Durst. Doch je älter wir werden, desto ungenauer werden diese Messungen. Ältere Menschen müssen sich deshalb an die oben genannten Zufuhrmengen halten und sich den Wecker stellen, wenn's daran geht, wieder etwas zu trinken.

Was passiert, wenn wir zu wenig Flüssigkeit zu uns nehmen?
Der Körper einer Frau besteht etwa zu 50 % aus Wasser, der eines Mannes zu 60 %. Verlieren wir nur einen kleinen Teil davon, etwa durch Schwitzen, so macht sich das ziemlich schnell bemerkbar:

- Ein Verlust von nur 1 bis 2 % kann bereits Wahrnehmung, Gedächtnis oder räumliches Denken beeinträchtigen.
- Ein Verlust von 3 bis 4 % führt zu Müdigkeit, Konzentrationsschwäche und Kopfschmerzen.
- Fehlen 5 bis 6 %, erhöhen sich Herzfrequenz und Körpertemperatur. Die physische Leistungsfähigkeit reduziert sich deutlich, begleitet von Schwindel und Schwächegefühl.
- 7 bis 10 % Flüssigkeitsverlust erhöhen das Risiko eines Hitzschlags, verursachen Koordinationsstörungen, Kreislaufprobleme und Muskelkrämpfe.
- Bei 11 % und mehr: Delirium, Organversagen und akute Lebensgefahr.

Um uns das vorzustellen, nehmen wir noch einmal unsere Musterfrau als Beispiel. Sie wiegt 55 kg. Demnach bedeutet für sie ein Verlust von ...

- 1–2 %: 275 bis 550 ml
- 3–4 %: 825 ml bis 1,1 l
- 5–6 %: 1,36 l bis 1,65 l
- 7–10 %: 1,93 l bis 2,75 l und
- 11 %: 3 l.

KÖNNEN WIR AUCH ZU VIEL TRINKEN?

Definitiv können wir das. Wenn wir innerhalb weniger Stunden fünf oder mehr Liter Flüssigkeit zu uns nehmen, bringt das den Elektrolyt-Haushalt des Körpers schwer durcheinander. Das kann zu Schwindel, Kopfschmerzen oder Erbrechen führen und Nierenversagen sowie Herzrhythmusstörungen auslösen. Im schlimmsten Fall kann sogar der Tod eintreten. Tipp: Eine zu hohe Flüssigkeitsaufnahme ist an glasklarem Urin zu erkennen. Aber keine Sorge, in der Regel trinken wir eher zu wenig!

Unser Fazit:

Einer der größten Fehler bei der Ernährung ist es, zu wenig zu trinken. Sie leiden an Konzentrationsproblemen oder Schwindel? Oft ist die Ursache ganz einfach: mangelnde Flüssigkeitszufuhr. Wenn Sie durstig sind, trinken Sie am besten Wasser oder ungesüßte Tees. Softdrinks und alkoholische Getränke eignen sich aus verschiedensten Gründen nicht als Durstlöscher.

4. Gesunde Fette, schlechte Fette – darauf sollten wir achten

Fette sind zunächst weder gut noch schlecht. Sie haben in unserem Körper mehrere wichtige Aufgaben. Sie …

- liefern uns etwa doppelt so viel Energie wie Kohlenhydrate beziehungsweise Eiweiße. Fette lassen sich in Fettzellen hervorragend speichern. Müssen wir in einem Katastrophenfall längere Zeit auf Nahrung verzichten, sichern uns die Fettdepots um unsere Organe herum sowie die Speicher an Bauch, Hüften und Oberschenkeln das Überleben für lange Zeit.
- isolieren unsere inneren Organe mit einer Fettschicht. Das schützt Herz, Nieren, Darm & Co. bei Kälte und Hitze.
- speichern fettlösliche Vitamine wie Vitamin A (zu einem eher geringen Teil), D und E über Wochen und Monate, sodass wir diese Stoffe nicht täglich zu uns nehmen müssen.
- schützen unsere inneren Organe und Nervenzellen vor mechanischen Schäden. Sie sind damit so etwas wie die Styroporkügelchen in Paketen, die unsere Einkäufe vor Erschütterungen schützen.
- bilden die Hülle aller Zellen (Zellmembranen) im Körper. Nur mithilfe dieser fettigen Ummantelung ist ein geregelter Stoffaustausch in und aus dem Zellinneren möglich.

KANN FETT AUCH SCHADEN?

Fette in unserer Nahrung sowie die Fettstoffe in unserem Körper erfüllen lebensnotwendige Aufgaben. Aber längst nicht alle. Für die Transfettsäuren (TFS), die in einigen Lebensmitteln vorkommen, fanden Forscher keine positive Funktion im Körper. Hingegen gibt es gute Hinweise dafür, dass TFS unserer Gesundheit schaden. In zwei großen Übersichtsstudien mit – zusammengenommen – mehr als 225.000 Probanden fanden Forscher heraus, dass unser Risiko, an einer Herzkrankheit zu leiden oder zu sterben mit ansteigendem Konsum von TFS ansteigt.

WORIN STECKEN TRANSFETTSÄUREN?

Natürlicherweise kommen Transfette in Rindfleisch, Milch und Milchprodukten vor. Darüber hinaus entstehen sie bei der Härtung von Nahrungsfetten – etwa bei der Produktion von Margarine – sowie beim längeren Erhitzen von Pflanzenölen, zum Beispiel beim Frittieren und Backen.
In der folgenden Tabelle sind Transfettsäure-Gehalte aufgeführt, die sowohl in natürlichen Lebensmitteln als auch in verarbeiteten Produkten vorkommen:

Lebensmittel	Anteil in Gramm je 100 g
Vollmilch (3,5 %)	0,16
Butter	3,57
Briekäse (50 %)	1,42
Emmentaler (45 %)	0,7
Margarine	3,09
Sahne (30 %)	1,23

Lebensmittel	Anteil in Gramm je 100 g
Rindfleisch (Filet)	0,09
industriell hergestellte Backwaren	0–4,3
Pommes frittes	3,14
Mikrowellen-Popcorn	1,8

Quelle: https://www.eucell.de/ernaehrung/lebensmittellisten/makro-und-mikronaehrstoffgehalt/fettsaeuren/transfettsaeuren

UND WIE VIEL TRANSFETT IST GEFÄHRLICH FÜR MICH?

Die Europäische Union hat 2019 einen Höchstwert von 2 g pro 100 g für Transfettsäure-Mengen in Lebensmitteln festgelegt. Dieser gilt für Nahrungsmittel, die nach dem 1. April 2021 eingeführt wurden. Der Hintergrund: Man geht davon aus, dass sich das Herzrisiko ab einer Aufnahme von 1 g Transfettsäuren am Tag erhöht.

Unser Fazit:

Ihr Ziel sollte eine Ernährung sein, die nicht mehr als 1 g Transfette pro Tag enthält. In der Praxis bedeutet das, dass Sie vor allem industriell produzierte Backwaren (Kekse etc.), Frittiertes, Mikrowellen-Popcorn und »Fernseh-Kost« wie Cracker und Chips meiden sollten.

5. Gesättigte vs. ungesättigte Fette: Was ist der Unterschied?

Wir hatten es auf Seite 41 mit den Transfetten zu tun, die unserem Körper leider nur schaden. Machen wir das Fass ein wenig weiter auf.
Umgangssprachlich sprechen wir von verschiedenen Fetten. Wissenschaftlich korrekt ist aber die Unterscheidung zwischen verschiedenen **Fettsäuren**, weshalb wir diese Formulierung hier auch benutzen.
Von **gesättigten und ungesättigten Fettsäuren** hat wohl jeder schon einmal etwas gehört. Wir brauchen nur auf eine Lebensmittelverpackung zu schauen: Hier sind – sofern Fettsäuren in dem Produkt enthalten sind – sowohl der Gesamtfettgehalt als auch der Anteil der gesättigten Fettsäuren in Prozent gelistet. Diese beiden Angaben sind gesetzlich vorgeschrieben.

Übersicht der verschiedenen Arten von Fettsäuren

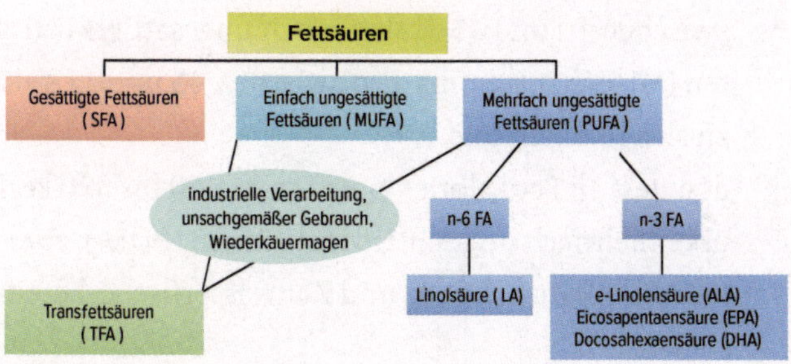

WORIN STECKEN GESÄTTIGTE UND UNGESÄTTIGTE FETTSÄUREN?

Gesättigte Fettsäuren befinden sich hauptsächlich in Lebensmitteln tierischen Ursprungs (Fleisch und Milchprodukte). Mittelfettes Rindfleisch beispielsweise enthält bei einem Gesamtfettgehalt von 8 g/100 g: 3,6 g SFA, 3,7 g PUFA und 0,3 g MUFA. In Lebensmitteln pflanzlichen Ursprungs hingegen kommen SFA nur in geringen Mengen vor. Die Ausnahmen sind Kokosfett (zirka 82 g SFA) und Palmfett (zirka 44–50 g SFA), auf 100 g Gesamtfett bezogen.

WAS IST DENN NUN GESUND?

Von offizieller Seite wird uns empfohlen, unseren Gesamtfettkonsum auf 20 bis 35 % unserer Gesamtenergiezufuhr zu begrenzen. Für unsere Musterfrau (55 kg, 170 cm, 40 Jahre) bedeutet das bei einem Gesamtbedarf von 2.260 kcal täglich also, dass sie zwischen 452 und 791 kcal täglich in Form von Fett aufnehmen dürfte. Davon sollte sie ...

- weniger als 10 % über gesättigte Fettsäuren (SFA) decken, also zirka 226 kcal,
- zwischen 10 und 15 % als einfach ungesättigte Fettsäuren (MUFA), in summa also zwischen 45 und 118 kcal zu sich nehmen und
- den Rest an Fettkalorien – also rund 360 bis 630 kcal – über mehrfach ungesättigte Fettsäuren (PUFA), zum Beispiel pflanzliche Öle und Kaltwasserfische, bereitstellen.

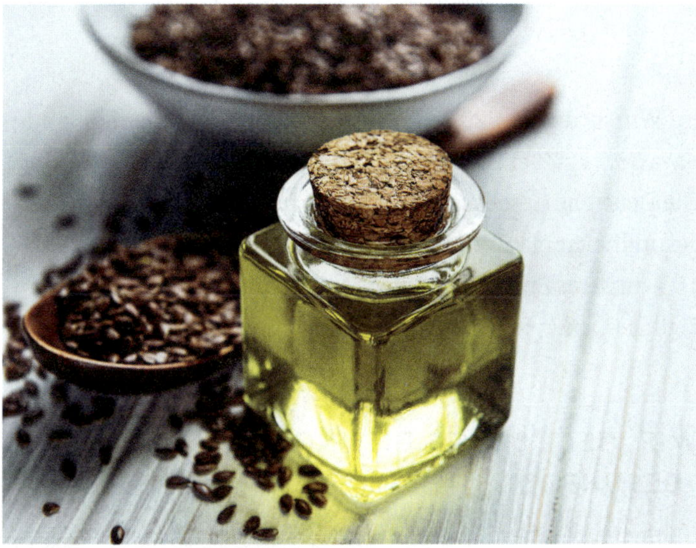

Unser Fazit:

Eine solche »Kalorienzählerei« spielt für die meisten von uns im Alltag wohl eher keine Rolle. Wichtig zu erwähnen ist an dieser Stelle, dass in der Vergangenheit gesättigte Nahrungsfette (SFA) häufig als gesundheitsschädlich bezeichnet wurden. Es wurde dazu geraten, mehr ungesättigte Fettsäuren wie PUFA und MUFA zu essen. Studien haben bisher aber keinen eindeutigen Zusammenhang zwischen dem Konsum von gesättigten Fetten (SFA) und dem Risiko für Herz-Kreislauf-Erkrankungen zeigen können. Trotzdem kann eine pflanzenbasierte Ernährung, die naturgemäß viele ungesättigte Fettsäuren (PUFA und MUFA), Ballaststoffe und sekundäre Pflanzenstoffe enthält, gesund sein. Denn: Diese genannten Nährstoffe sind elementar für unsere Gesundheit.

6. Macht Zucker krank?

Im Wirtschaftsjahr 2022/23 verbrauchten wir in Deutschland etwa 33,2 kg Zucker pro Kopf. Das entspricht rund 91 g pro Tag. Die Deutsche Gesellschaft für Ernährung (DGE) sowie die Weltgesundheitsorganisation WHO empfehlen uns, nicht mehr als 10 % unseres Energiebedarfs über Zucker zu decken. Bei einem täglichen Energiebedarf von 2.000 kcal wären das 50 g Zucker.

WIE VIEL ZUCKER GILT NOCH ALS »GESUND«?

Nehmen wir unsere Musterfrau als Anhaltspunkt. Sie verbraucht 2.260 kcal am Tag, dürfte davon also maximal 226 kcal (10 %) aus Zucker beziehen. Das wären etwa 56,5 g – rund 14 gestrichene Teelöffel Haushaltszucker. In diesen 56,5 g sind nicht nur der raffinierte Zucker in unserem Tee, Kaffee oder bitterer Medizin inbegriffen, sondern auch alle einfachen Zucker wie Fruchtzucker (Fruktose), Glucose-Fruktose-Sirup (Isoglucose) und Malzzucker (Maltose). Verschiedene Zucker werden von der Lebensmittelindustrie nur allzu gern in Fertigprodukte wie Limonaden, Backwaren und Fertiggerichte eingeschleust. Warum? Weil es uns dann besser schmeckt und wir gern mehr davon hätten.

WIE ZUCKER UNSEREN KÖRPER NEGATIV BEEINFLUSST

Es existiert eine Vielzahl von Untersuchungen zum Zuckerkonsum und dessen gesundheitlichen Folgen:

Bloß keine zuckerhaltigen Limonaden!

Essen wir Früchte, ist das etwas völlig anderes, als wenn wir die gleiche Menge Zucker in gesüßtem Kaffee, Tee oder Limonaden zu uns nehmen. Denn Obst enthält viele weitere Substanzen, die unserer Gesundheit guttun: Vitamine, Mineralstoffe, Spurenelemente, sekundäre Pflanzenstoffe und Ballaststoffe. Außerdem ist der Fruchtzucker nicht unmittelbar verfügbar, sondern meist gebunden an weitere Nahrungsbestandteile. Der Zucker gelangt somit nicht gleich nach dem Verzehr ins Blut. Das hat zur Folge, dass der Blutzuckerspiegel langsamer ansteigt. Würde man die gleiche Menge an Zucker, den eine Frucht enthält, über ein zuckerhaltiges Getränk aufnehmen, würde in den meisten Fällen der Blutzucker deutlich schneller und höher ansteigen. Wie Sie das am besten vermeiden, besprechen wir an anderer Stelle (s. S. 55).

ÜBERGEWICHT

Eine große Metastudie aus 2013 erbrachte Hinweise auf einen Zusammenhang zwischen Übergewicht von Kindern und Erwachsenen und dem Verbrauch zuckergesüßter Getränke: Je höher der Konsum zuckergesüßter Getränke, desto höher die Gewichtszunahme innerhalb eines Jahres. Andere aktuellere Untersuchungen bestätigten diesen Zusammenhang.

DIABETES MELLITUS TYP 2

Übergewicht ist ein Risikofaktor für die Entwicklung der Zuckerkrankheit (Diabetes mellitus Typ 2). Daher verwundert das

Ergebnis verschiedener Studien zum Thema Zucker und Typ-2-Diabetes wenig: Der Konsum größerer Mengen von Zucker – vor allem von zuckergesüßten Getränken – erhöht das Risiko für Typ-2-Diabetes um durchschnittlich 26 %. Eine andere Studie ermittelte sogar ein um 83 % erhöhtes Risiko für Frauen, die ein oder mehr zuckergesüßte Getränke pro Tag konsumierten, als für jene, die weniger als einmal pro Monat dazu griffen.

KARIES

Die meisten von uns haben wohl von ihren Eltern erfahren, dass sie zuckerhaltige Bonbons am besten meiden oder sich danach zumindest die Zähne putzen sollten. Ein guter Rat – denn Zucker im Mundraum ist für Kariesbakterien buchstäblich ein »gefundenes Fressen«. Während sich die Bakterien über den Zucker hermachen, produzieren sie Substanzen, die den Zahnschmelz angreifen und damit Karies begünstigen. Wenig Zucker (unter 5 % der täglichen Kalorien) senkt laut Studien das Kariesrisiko deutlich.

Unser Fazit:

Wenn gesundheitlich nichts dagegenspricht, sollten Sie »kleine Ausrutscher« wie den Sonntagskuchen nicht verteufeln. Achten Sie vielmehr darauf, im Alltag wenig zugesetzten Zucker zu konsumieren. Das erreichen Sie, indem Sie selbst kochen und auf Fertiggerichte und -saucen oder gesüßte Getränke weitgehend verzichten.

7. Was sind gesunde Kohlenhydrate?

Angenommen, Sie stehen am Tresen einer Bäckerei und wollen ein Brot fürs Abendessen kaufen. Da liegt ein knuspriges weißes Baguette direkt neben einem Vollkornbrot mit Körnern. Beide Brote bestehen zum größten Teil aus Kohlenhydraten. Wofür entscheiden Sie sich?
Unter uns: Die bessere Wahl wäre das Vollkornbrot. Zwei gute Gründe sprechen dafür:

1. Das Baguette wurde aus Getreide hergestellt, dem die äußeren Schichten der Körner entzogen wurden. Das hat einen entscheidenden Nachteil: Die meisten Vitamine, Mineralien, sekundären Pflanzenstoffe sowie Ballaststoffe stecken in diesen Randschichten. Die Stoffe fehlen in Weißmehlprodukten also fast vollständig. Da unser Körper aber all diese Substanzen dringend benötigt, schneidet das Baguette in seiner gesundheitlichen Bedeutung reichlich schlecht ab.
2. Die Kohlenhydrate aus dem Baguette werden im Gegensatz zu jenen aus dem Vollkornbrot im Darm sehr rasch in den Einfachzucker Glukose zerlegt. Dieser wandert ins Blut, woraufhin die Bauchspeicheldrüse Insulin ausschüttet. Das Insulin sorgt dafür, dass der Treibstoff Glukose zu seinen Zielzellen gelangt, etwa ins Gehirn oder die Muskeln. Prima, denken Sie jetzt vielleicht, da soll die Glukose ja auch hin. Doch entscheidend ist die Geschwindigkeit, in der dies passiert. Wenn wir Weißmehlprodukte zu uns nehmen, gelangen binnen kürzester Zeit große Mengen an Glukose

ins Blut, was zu einer enorm hohen Ausschüttung an Insulin führt. Das hat zwei Konsequenzen: Zum einen fällt der Glukosespiegel durch die große Menge an Insulin sehr schnell ab, was unseren Hunger anfacht. Die Folge: Wir essen etwas und nehmen damit Kalorien zu uns, die wir gar nicht benötigen. Zum anderen sorgt das ausgeschüttete Insulin dafür, dass die überschüssige Nahrungsenergie in Fettsäuren umgewandelt wird – und wir füllen unsere Fettspeicher. Beides zusammen – eine erhöhte Kalorienaufnahme und vermehrte Fetteinlagerungen – sind häufig der Ausgangspunkt für zahlreiche Erkrankungen, die als metabolisches Syndrom zusammengefasst werden können.

3. Die Kohlenhydrate aus Vollkornbrot dagegen werden in der Regel im Darm nur langsam zu Glukose abgebaut, sodass wir uns länger satt fühlen und die Bauchspeicheldrüse nicht überfordert wird.

Unser Fazit:

Aus unserer Sicht ist Vollkornbrot die gesündere Alternative, denn es enthält in der Regel mehr Ballaststoffe und sekundäre Pflanzenstoffe. Doch ab und zu ein Baguette oder andere Weißmehlprodukte sind absolut in Ordnung. Um die Blutzuckerspitzen durch Weißbrot abzufedern, ein Tipp: Essen Sie Butter, Olivenöl oder einen Quarkaufstrich zum Brot dazu. Die Kombination aus Fetten, Proteinen und Kohlenhydraten lässt den Blutzuckerspiegel weitaus weniger stark ansteigen.

8. Wie viel Eiweiß brauchen wir täglich?

Nicht nur in Fitnessstudios sind Eiweißpulver und Müsliriegel mit Proteinzusätzen der Renner. Derartige Produkte finden wir heute auch in vielen Drogerie- und Supermärkten. Sie sollen uns beim Muskelaufbau unterstützen und den Muskelabbau bei Senioren verhindern. Doch brauchen wir tatsächlich zusätzliches Eiweiß?
Die Deutsche Gesellschaft für Ernährung (DGE) hat hierzu eine Faustformel: Ein Erwachsener sollte pro Tag und Kilogramm Körpergewicht 0,8 g Eiweiß aufnehmen, Senioren 1 g je Kilogramm Körpergewicht. Ein Beispiel: Wenn Sie unter 65 Jahre alt sind und 70 kg wiegen, wären das 56 g Eiweiß am Tag. Sind Sie 65 oder älter, kommen wir bei 70 kg Körpergewicht auf 70 g Eiweiß. Mithilfe dieser Formel können Sie Ihren individuellen Eiweißbedarf leicht selbst berechnen.

UND WAS IST DAS UMGERECHNET IN LEBENSMITTELN?

Lassen Sie uns davon ausgehen, dass Sie pro Tag 60 g Eiweiß benötigen. Wenn wir einen Blick in eine Lebensmitteltabelle werfen, so erfahren wir beispielsweise, dass 100 g Makrele oder Schweinelende 22 g Eiweiß enthalten, ebenso viel wie zum Beispiel 100 g Kidneybohnen oder Erbsen. Doch Vorsicht: Während unser Körper tierische Eiweiße zu annähernd 100 % verdaut, sind es bei pflanzlichem Eiweiß lediglich etwa 70 bis 90 %. Was also müssten Sie am Tag essen, um Ihren Körper mit 60 g Eiweiß zu versorgen?

Für eine Nettoversorgung mit 60 g Eiweiß könnten Sie beispielsweise Folgendes zu sich nehmen:

- zirka 270 g Makrele oder Schweinelende
- zirka 320 g Kidneybohnen oder Erbsen (ausgehend von einer Bioverfügbarkeit von 80 %)

Unser Fazit:

Wenn Sie sich omnivor ernähren – also neben pflanzlichen Lebensmitteln auch Fleisch, Fisch, Eier und Milchprodukte verzehren –, brauchen Sie sich keine Gedanken über einen möglichen Eiweißmangel zu machen. Das Gleiche gilt, wenn Sie vegetarisch leben und Eier sowie Milchprodukte essen. Falls Sie sich vegan ernähren und damit auf tierische Produkte verzichten, sollten Sie darauf achten, täglich reichlich Hülsenfrüchte, Nüsse und Samen zu sich zu nehmen, die viel Eiweiß enthalten.

9. Welche guten pflanzlichen Proteinquellen gibt es?

Wie schon im letzten Abschnitt erwähnt, sind Hülsenfrüchte sowie Nüsse und Samen die besten pflanzlichen Eiweißlieferanten. Der Körper kann allerdings nur 70 bis 90 % des pflanzlichen Proteins verdauen. Das bedeutet: Bei 100 g essfertiger Eiweißquelle, zum Beispiel gekochte Linsen, können im Durchschnitt nur 80 % des enthaltenen Eiweiß verwertet werden. Am Beispiel der Linsen wären das 7,2 g statt 8,64 g Protein. Damit wir Ihnen die Rechnerei ersparen, sehen Sie in der folgenden Tabelle für jedes genannte Nahrungsmittel den 80-prozentigen Eiweißanteil in Gramm.

Lebensmittel	80 % des Gesamt-Eiweißgehalts pro 100 g essfertiger Proteinquelle
Kürbiskerne	24 g
Erdnüsse	21 g
Seitan (Weizengluten)	20 g
Sojabohnen	14,6 g
Chiasamen	13,2 g
Lupinen	12,5 g
Haferflocken	10,4 g
Linsen	7,2 g
Kidneybohnen	7 g
Erbsen	7 g
Quinoa	3,5 g
Wildreis	3,2 g
Amarant	3 g

Quelle: U.S. Department of Agriculture, https://fdc.nal.usda.gov

Unser Fazit:

Auch wenn unser Körper nur zirka 80 % des pflanzlichen Eiweißes tatsächlich nutzen kann, können Sie Ihren Bedarf bei veganer Lebensweise auf einfache Weise decken. Pflanzliche Lebensmittel enthalten neben Eiweiß, Kohlenhydraten und Fetten auch Vitamine, Mineralien, sekundäre Pflanzenstoffe und Ballaststoffe. Diese Substanzen sind unverzichtbar für die Gesundheit.

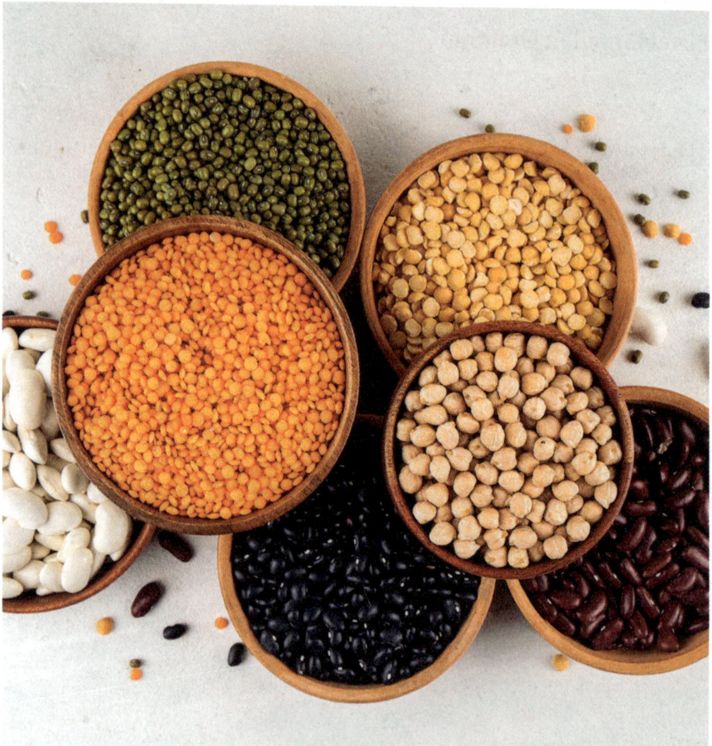

10. Wie können wir den Blutzuckerspiegel ohne Medikamente stabil halten?

Rund 8,5 Millionen Menschen in Deutschland leiden an Diabetes mellitus Typ 2, sind also zuckerkrank. Etwa 95 % sind an Typ-2-Diabetes erkrankt. Diese Form entsteht nicht nur durch eine genetische Veranlagung, sondern vor allem durch Bewegungsmangel und Adipositas als eine Folge jahrelanger Ernährungsfehler. Um Typ-2-Diabetes vorzubeugen, sollten Sie Ihren Blutzuckerspiegel möglichst stabil halten. Das geht so:

1. Bewegen Sie sich mindestens 150 Minuten pro Woche, idealerweise täglich für zirka 30 Minuten. Perfekt sind Ausdauersportarten wie Walking, Laufen, Schwimmen und Radfahren. Zusätzlich sollten Sie mindestens zweimal in der Woche Krafttraining machen. Sport senkt den Blutzuckerspiegel und führt dazu, dass Zellen besser auf Insulin ansprechen. Somit können sie den Blutzucker effektiver aufnehmen und verwerten.
2. Ernähren Sie sich vollwertig mit einem Schwerpunkt auf pflanzenbasierten Lebensmitteln. Meiden Sie raffinierte Kohlenhydrate und setzen Sie auf komplexe Kohlenhydrate aus Kartoffeln, Vollkornbrot, Vollkornreis und -nudeln. Verzichten Sie weitgehend auf Fertiggerichte, da sie häufig sehr viel Zucker enthalten.
3. Wenn Sie übergewichtig sind, sollten Sie nach Möglichkeit abnehmen. Fallen Sie aber bloß nicht auf eine schnelle Mode-Diät herein, wie sie in diversen Zeitschriften oder online angepriesen werden. Diese kön-

nen zwar zu einem raschen Gewichtsverlust führen, aber oft nur für kurze Dauer. Wenn Sie sich an Punkt 1 und 2 halten – ausreichend Bewegung und vollwertige Ernährung – und zusätzlich noch darauf achten, Ihren errechneten Kalorienverbrauch einzuhalten (s, S. 31), kann das in vielen Fällen schon für einen Gewichtsverlust sorgen.

4. Achten Sie auf ausreichend Schlaf. Vor allem zu wenig Tiefschlafphasen sind nicht gut für unseren Stoffwechsel und unser Hungergefühl. Menschen mit Schlafmangel haben mehr Hunger, eine größere Süßpräferenz und höhere Schwankungen in ihrem Glukosespiegel. Eine ganze Reihe von Studien hat gezeigt, dass ein regelmäßiger (!) Schlafrhythmus perfekt ist, um den Blutzuckerspiegel konstant zu halten und Diabetes mellitus Typ 2 vorzubeugen. Übrigens: Wie viel Schlaf eine Person braucht, um ihren Stoffwechsel positiv zu beeinflussen, hängt nicht nur von der Netto-Schlafzeit ab, sondern auch von der Schlafqualität.

Unser Fazit:

Ein stabiler Blutzuckerspiegel ist das Ergebnis einer Reihe von Faktoren, die sich relativ einfach in den Alltag integrieren lassen. Schlafprofile, die heutzutage bereits von vielen Wearables erstellt werden, können wertvolle Informationen über Schlafdauer und Schlafarchitektur geben.

11. Nahrungsergänzung: Sinnvoll oder überflüssig?

Etwa 1,78 Milliarden Euro geben wir in Deutschland jährlich für Nahrungsergänzungsmittel aus, pro Kopf sind das zirka 216 €. Spitzenreiter sind dabei Vitamin D (42 %), Vitamin C (34 %) und Multivitaminpräparate (32 %). Es stellt sich die Frage: Brauchen wir Nahrungsergänzungsmittel oder ist das schlicht rausgeworfenes Geld?
Grundsätzlich gilt: Nahrungsergänzungsmittel sind für gesunde Menschen bei einer abwechslungsreichen und vollwertigen Ernährung meist überflüssig. Aber es gibt Ausnahmen:

1. Schwangere und stillende Frauen haben einen erhöhten Bedarf unter anderem an Jod und Folsäure.
2. Veganer nehmen häufig mit ihrer rein pflanzlichen Ernährung nicht ausreichend Vitamin B_{12}, Eisen, Kalzium, Zink und Selen zu sich.
3. In unseren Breiten ist die Vitamin-D-Produktion in unserer Haut aufgrund der geringen UVB-Strahlung in den Monaten Oktober bis März oft unzureichend. Da die Zufuhr von Vitamin D über die Ernährung relativ schwierig ist – nur fette Seefische und Eier enthalten nennenswerte Mengen des Vitamins –, ist eine Zufuhr über ein Nahrungsergänzungsmittel in einigen Fällen sinnvoll. Das gilt insbesondere für ältere Menschen.
4. Bei manchen chronischen Erkrankungen empfehlen Ärzte häufig Nahrungsergänzungsmittel. Grund hierfür ist unter anderem der Umstand, dass der Körper im Kontext von bestimmten Erkrankungen einzelne Nähr-

stoffe nicht aufnehmen kann oder diese übermäßig stark verbraucht. Das gilt beispielsweise für Vitamin D bei Osteoporose oder chronischer Niereninsuffizienz, für Eisen bei einer Eisenmangelanämie oder für die fettlöslichen Vitamine A, D, E und K bei chronisch-entzündlichen Darmerkrankungen wie Morbus Crohn.

Unser Fazit:

Die Einnahme von Nahrungsergänzungsmitteln nach dem Gießkannenprinzip ist nicht sinnvoll. Ernährungsdefizite lassen sich mit Nahrungsergänzungsmitteln nur bedingt ausgleichen – eine vollwertige Kost können sie nicht ersetzen. Wenn Sie einer der oben genannten Risikogruppen angehören oder den Verdacht haben, manche Vitamine und Mineralien nicht in ausreichender Menge zu verzehren, sollten Sie einen Arzt aufsuchen. Er kann anhand Ihrer Blutwerte feststellen, ob tatsächlich ein Mangel vorliegt.

12. Immunsystem stärken durch Ernährung – funktioniert das?

Oft heißt es: Vitamin C und Zink würden unsere Abwehr stärken. Aber stimmt das wirklich?
Unsere Immunabwehr benötigt nicht nur Makronährstoffe (Eiweiß, Kohlenhydrate, Fette), sondern auch Mikronährstoffe wie Vitamine und Mineralien, um reibungslos zu funktionieren. Immer dann, wenn es an einer oder mehrerer dieser Substanzen mangelt, kann sich der Körper schlechter gegen Viren, Bakterien und entartete Zellen wehren. Deshalb sollte man auf Nährstoffmängel achten und möglichst die Ursachen dafür beheben. Ist das nicht möglich, weil eine chronische Erkrankung vorliegt, empfiehlt es sich, gezielt Nährstoffe zu ergänzen.
Doch hilft es, wenn wir ohne einen nachgewiesenen Mangel zu Nahrungsergänzungsmitteln greifen? In der Hoffnung, uns etwas Gutes zu tun, wenn wir Vitamin C & Co. in großen Mengen zu uns nehmen? Die Antwort lautet: Nein. Viel hilft in diesem Fall nicht viel. Für eine intakte Abwehr reicht es völlig aus, wenn Sie den Körper mit den lebensnotwendigen Stoffen versorgen, die er täglich braucht.
Folgende Nährstoffe sind essenziell für unser Immunsystem, sodass wir uns bemühen sollten, sie in ausreichender Menge zu uns zu nehmen:

- Vitamin C
- Vitamin D
- Zink
- Selen
- Eisen

- Omega-3-Fettsäuren
- Vitamin A
- Vitamin E

Unser Fazit:

Wenn Sie sich mit einer vollwertigen und pflanzenbasierten Kost ernähren, brauchen Sie in der Regel keinen Mangel zu fürchten, der Ihr Immunsystem in einem relevanten Ausmaß lähmt. Die kurzfristige Einnahme von hochdosiertem Vitamin C und möglicherweise auch von Vitamin D kann unter Umständen Erkältungen verkürzen – durchschnittlich aber nur um einen halben Tag. Hinzu kommt, dass nicht jeder die hochdosierte Gabe von Vitamin C verträgt. Es kann zu Nebenwirkungen wie Durchfall und Bauchschmerzen kommen. Zink könnte hingegen effektiver sein: Studien zeigen, dass hochdosiertes Zinkacetat (eine Verbindung aus Zink und Essigsäure) Erkältungen im Durchschnitt um 2 bis 3 Tage verkürzen kann.

13. Beeinflusst die Ernährung unsere Stimmung?

Wenn uns jemand unser Lieblingsessen auf den Tisch stellt, haben wir gute Laune. Das hat erst mal nichts mit den Lebensmitteln zu tun, die darin verarbeitet sind, sondern mit unserer sozialen Prägung. Aber gibt es Wege, wie wir über die Ernährung unser psychisches Wohlbefinden beeinflussen können? Was wir heute zum Thema »Ernährung und Stimmung« wissen:

ERNÄHRUNG UND DEPRESSIONEN

Forscher untersuchten in einer Metastudie von 2019 den Zusammenhang zwischen gesunder Ernährung und ihrem Einfluss auf Depressionen. Dabei zeigte sich, dass Menschen, die sich streng mediterran ernährten (s. S. 96), um etwa 33 % seltener an Depressionen litten als jene, die sich weniger konsequent daran hielten. Ob das an den verwendeten Lebensmitteln lag oder am gemeinsamen Kochen und Essen, das für diese Ernährungsform typisch ist, bleibt unklar.
Eine andere mögliche Erklärung wäre: Personen, die sich **nicht** nach der Mittelmeerküche ernährten, aßen Lebensmittel, die Depressionen **fördern**. Welche Faktoren hier eine Rolle spielen, lässt sich nicht eindeutig sagen. Für die Metauntersuchung wurden viele Bevölkerungsstudien analysiert. Diese können allerdings nur Zusammenhänge zwischen zwei Faktoren aufzeigen, zum Beispiel: Eine bestimmte Kost senkt die Depressionsrate. Ob nun die Ernährungsweise ursächlich dafür ist oder andere Faktoren, können diese Studien nicht beweisen.

WAS PSYCHISCHE ERKRANKUNGEN FÖRDERT UND EINBREMST

Wer sich ungesund ernährt, zum Beispiel oft Fast Food mit hohem Fett- und Zuckergehalt isst, hat ein größeres Risiko für Typ-2-Diabetes und Herz-Kreislauf-Erkrankungen. So weit, so bekannt. Doch wussten Sie auch, dass Menschen mit solchen Ernährungsgewohnheiten überdurchschnittlich häufig an schweren psychischen Krankheiten leiden wie Schizophrenie, bipolarer Persönlichkeitsstörung und Depressionen? Mehrere Forscher vermuten, dass das mit den entzündungsfördernden Eigenschaften einiger hochverarbeiteter Lebensmittel zu tun hat. Sicher ist, dass Menschen mit psychiatrischen Erkrankungen im Schnitt mehr Entzündungsmarker im Blut aufweisen. Entzündungshemmende Eigenschaften dagegen weist zum Beispiel die mediterrane Ernährung auf. Sie beeinflusst die Entwicklung von Depressionen & Co. positiv, was zwei Erkenntnisse stützen:

1. Nehmen Menschen mit Depressionen entzündungshemmende Medikamente, lindert das ihre Symptome.
2. Omega-3-Fettsäuren hemmen entzündliche Prozesse, sodass Forscher davon ausgehen müssen, dass sie ebenfalls Depressionen lindern.

DIE ANTWORT KÖNNTE IM DARM LIEGEN

In den letzten Jahren konzentrierten sich viele Wissenschaftler darauf, das menschliche Darmmikrobiom zu erforschen. Dieses beschreibt die Gesamtheit aller Bakterien, Viren, Pilze und Parasiten in unserem Darm.

Warum nehmen viele Forscher an, dass unser Darm und dessen Bewohner etwas mit unseren psychischen Zuständen zu tun haben könnten?

1. Was wir essen, wirkt sich erwiesenermaßen auf die Vielfalt des Darmmikrobioms aus. Dabei bringt zum Beispiel die mediterrane Ernährung eine ausgewogenere Zusammensetzung der Darmflora mit sich und weniger die Pizza-Pommes-Bratwurst-Diät.
2. Unser Gehirn kommuniziert mit unserem Darm – über Nervenverbindungen, Botenstoffe und Hormone. Und zwar in beide Richtungen! Unser Gehirn und unser Darm können sich sozusagen gegenseitig anrufen. Und falls es den Bakterien im Darm schlecht geht, das Darmmikrobiom also im Ungleichgewicht ist, beeinflusst das auch die Funktion des Gehirns – und damit unsere Stimmung. Niederländische Forscher der Universität Groningen konnten sogar einen Zusammenhang zwischen dem Auftreten bestimmter Bakterienstämme im Darm und der Häufigkeit von Depressionen aufzeigen.

Unser Fazit:

Es wird vermutlich noch lange dauern, bis wir die Regeln der Kommunikation zwischen Darm und Hirn komplett verstanden haben. Wir wissen deshalb noch nicht genau, auf welche Weise unsere Psyche durch die Ernährung beeinflusst wird. Aber so viel können wir sagen: Eine vollwertige Ernährung wie die mediterrane Kost beeinflusst sie positiv. Es gibt außerdem Hinweise darauf, dass sich depressive Symptome durch Probiotika – lebende Mikroorganismen wie Milchsäurebakterien – verbessern. Greifen Sie deshalb gern öfter zu Joghurt mit lebenden Kulturen oder milchsauer vergorenen Lebensmitteln wie Sauerkraut und Kimchi.

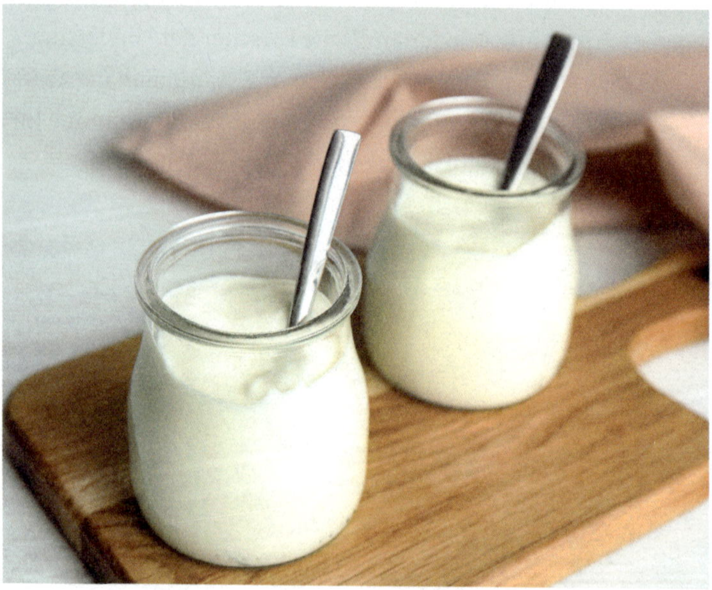

14. Was sind sekundäre Pflanzenstoffe?

Sekundär – das klingt weniger wichtig, oder? Weit gefehlt. Sekundäre Pflanzenstoffe sind sehr bedeutend für die Gesundheit. Sie unterstützen das Immunsystem massiv dabei, Bedrohungen wie Krebs zu bekämpfen.
Sekundäre Pflanzenstoffe (auch phytochemische oder Pflanzen-Sekundärmetaboliten genannt) sind organische Verbindungen, die Pflanzen zusätzlich zu den für Wachstum und Entwicklung notwendigen »primären« Stoffen (Kohlenhydrate, Fette, Proteine) herstellen.
Anders als die primären Stoffe wie Kohlenhydrate, Fette und Proteine, die fürs Wachstum und die Entwicklung wichtig sind, erfüllen sekundäre Pflanzenstoffe für die Pflanze wichtige Aufgaben: Sie wirken als Farb- und Duftstoffe, um Insekten anzulocken, und als Gifte, die mögliche Feinde abschrecken. Andere sekundäre Pflanzenstoffe schützen die Pflanzen vor UV-Strahlung und oxidativem Stress.
Zahlreiche Studien haben bereits gezeigt, welche positiven Wirkungen einige sekundäre Pflanzenstoffe beziehungsweise Gruppen dieser Substanzen auf uns Menschen haben können: Flavonoide beispielsweise, die unter anderem reichlich in Zwiebeln und Quitten enthalten sind, reduzieren das Risiko für Magen-, Darm- und Brustkrebs. Weiterhin helfen sie bei der Bekämpfung von Bakterien und Viren. Saponine aus Bohnen stimulieren das Immunsystem und Monoterpene aus Ingwer und Pfirsich helfen Entgiftungsenzymen bei der Arbeit (siehe Tabelle auf der nächsten Seite).

	Carotinoide	Phytoste-rine	Saponine	Glucosino-late
Wirkung				
Krebsschutz	x	x	x	x
keimtötend			x	x
antioxidativ	x			
Hemmung der Verklum-pungsneigung				
Immun-steigerung	x		x	
anti-entzündlich				
blutdruck-senkend				
blutfett-senkend	x	x	x	x
Blutzucker-senkung				
besonders viel enthalten in:	getr. Apriko-sen, Karotten, Löwenzahn-blätter, Grün-kohl	kalt gepresste native Speiseöle (insbeson-dere Keimöle), Saaten und Nüsse	Bohnen, Spargel, Spinat, Hafer, Lakritze	Kohl, Brok-koli, Senf, Meerrettich, Kresse

Quelle: Leitzmann, Claus. „Characteristics and Health Benefits of Phytochemicals«. Complementary Medicine Research 23, Nr. 2 (2016): 69–74. https://doi.org/10.1159/000444063.

Polyphenole	Proteaseinhibitoren	Monoterpene	Phytoöstrogene	Sulfide
x	x	x	x	x
x		x		x
x	x		x	x
x				x
x			x	x
x				x
x				x
		x		x
x	x			
Walnuss, Granatapfel, Pfefferminze, Oregano, Salbei, Oliven, Aronia-Beere	Sojabohnen, Mungbohnen, Erbsen, Erdnüsse, Kartoffeln, Reis, Mais	Orangenschalenöl, Ingwer, Pfirsich, Orangensaft, Sellerieblätter, Grapefruitsaft	Sojabohnen, Tempeh, Miso, Sojasprossen, Sojabohnenpaste, Tofu	Zwiebeln, Knoblauch, Lauch, Schnittlauch, Schalotten

Unser Fazit:

Auf diese wichtigen Substanzen sollten Sie keinesfalls verzichten. Aber Achtung: Auch hier gilt, dass eine kritiklose Zufuhr von sekundären Pflanzenstoffen in Form von Nahrungsergänzungsmitteln auch Nebenwirkungen haben kann. Hierzu gehören nicht nur leichte Magen-Darm-Beschwerden, sondern auch Schwindel und Kopfschmerzen bis hin zu einer Leberschädigung. Bevor Sie kritiklos zu Supplementen greifen, sollten Sie sich lieber mit viel Obst und Gemüse eindecken. Diese Lebensmittel helfen Ihnen dabei, sich ausreichend mit sekundären Pflanzenstoffen zu versorgen.

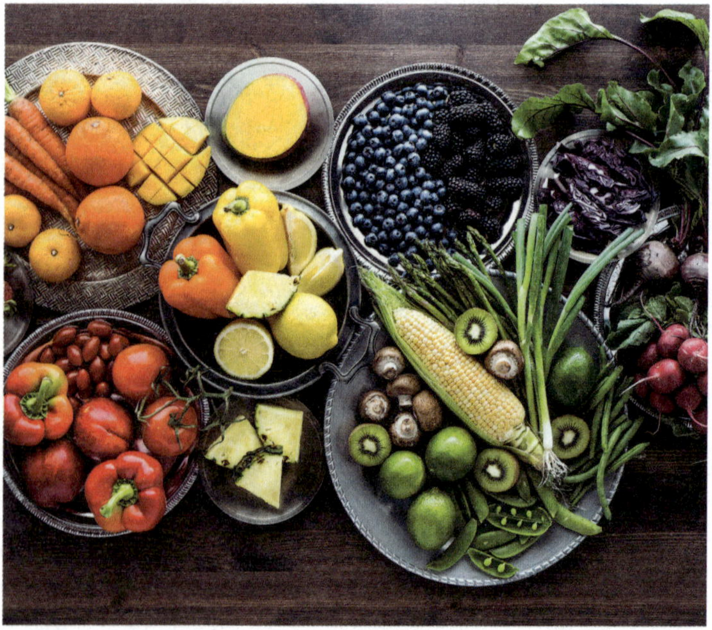

15. Was sind Antinährstoffe und wie wirken sie?

Antinährstoffe – der Begriff klingt ziemlich gefährlich. Verzehren wir sie in großen Mengen, können sie tatsächlich Schaden in unserem Körper anrichten und die Aufnahme und Verwertung wichtiger Nährstoffe hemmen.
Dabei gehören Antinährstoffe – medizinisch betrachtet – zu den gesundheitsfördernden sekundären Pflanzenstoffen. Aber wie so oft kommt es auf die Dosis und Verarbeitung an.
Hier die wichtigsten Antinährstoffe:

- **Lektine**
  Einige Lektine können die Verdauung massiv stören und zu Erbrechen und Durchfall, Fieber, Schweißausbrüchen, Krampfanfällen und Schock führen. Lektine stecken in größeren Mengen in Getreide, Ölsaaten und rohen Hülsenfrüchten, besonders viele findet man in roten und weißen Kidney- und Ackerbohnen. Kochen, Frittieren und Keimung machen Lektine unschädlich.
- **Phytinsäure**
  Sie bindet Mineralstoffe wie Eisen, Zink und Kalzium und macht sie für den Körper weniger verfügbar. Phytinsäure steckt in nennenswerten Mengen vor allem in Hülsenfrüchten, Getreide und Ölsaaten. Durch Einweichen, Kochen, Rösten und Keimung wird dieser Effekt so weit reduziert, dass wir Hülsenfrüchte, Getreide & Co. bedenkenlos genießen können.

- **Oxalsäure**
  Ähnlich wie Phytinsäure bindet sie Kalzium und andere Mineralstoffe. In hohen Konzentrationen kann sie zur Bildung von Nierensteinen führen. In größeren Mengen kommt Oxalsäure in Rhabarber, Portulak, Maniok, Amarant und Spinat vor. Erhitzen in der Mikrowelle, kochen und dünsten kann den Oxalsäuregehalt effektiv reduzieren. Wer bereits ein Problem mit Nierensteinen hatte, sollte nicht zu viel der genannten Gemüsesorten zu sich nehmen.
- **Tannine**
  Diese sekundären Pflanzenstoffe können die Verdauung von Eiweißen beeinträchtigen und die Aufnahme von Eisen reduzieren. Tannine sind beispielsweise in Hülsenfrüchten und in schwarzem Tee enthalten. Vitamin C, zum Beispiel aus Paprika oder in Form von Zitronensaft, macht sie weitgehend unschädlich.

Unser Fazit:

Keine Sorge bei Antinährstoffen! Schließlich essen Sie nicht jeden Tag absurde Mengen der angegebenen Nahrungsmittel. Außerdem verarbeiten Sie die Lebensmittel in der Regel, etwa durchs Kochen. Ein gesunder Mix an verschiedenen Lebensmitteln bewahrt Sie vor möglichen gesundheitlichen Schäden durch Antinährstoffe.

16. Braunes Fett – der Kalorienkiller im Körper?

Haben Sie schon einmal erlebt, wie ein Säugling in den ersten Lebensmonaten immer pummeliger wird, dann aber nach und nach seinen »Babyspeck« verliert? Das Kleinkind benötigt diese Fettreserven jetzt nicht mehr, weshalb sie der Körper zunehmend abbaut. Allerdings geht bei diesem Vorgang nicht nur weißes Fett verloren, sondern auch fast die gesamten Reserven des braunen Fetts.

BRAUN? WIESO DAS DENN? FETT IST DOCH WEISS?!

Überschüssige Kalorien speichert der Körper in Form von Fett – zum Beispiel an den Hüften und am Bauch. Wissen Sie natürlich. Doch dieses Fett ist weiß, nicht braun. Während weißes Fett unserem Körper nur als Energie- und Wärmespeicher dient, ist braunes Fett ein richtiger Heizstrahler, der in unserem Körper Wärme produziert. Wissenschaftler nennen diesen Vorgang Thermogenese. Warum dieses Fett braun ist? Zum einen, weil in den »Zellkraftwerken« (Mitochondrien) eisenhaltige Proteine (Cytochrom-Enzyme) enthalten sind, zum anderen, weil das braune Fettgewebe stark durchblutet ist.

AUCH ERWACHSENE KÖNNEN BRAUNES FETTGEWEBE BESITZEN

Die meisten neugeborenen Säugetiere besitzen braunes Fettgewebe im Nacken- und Schulterbereich. Das hat einen guten

Grund: Es steigert die Überlebenschancen der Lebewesen, die womöglich in einer für sie zu kalten Umgebung geboren wurden. Umfangreiche bildgebende Verfahren zeigten 2009, dass auch erwachsene Menschen braunes Fettgewebe besitzen können. Es befindet sich hauptsächlich im Nacken, an den Schultern, entlang der Wirbelsäule sowie um die Nieren herum.

BRAUNES FETT HÄLT SCHÖN WARM UND SCHLANK

So wie bei Säuglingen produzieren die braunen Fettzellen auch bei Erwachsenen Wärme. Das heißt, von den Kalorien, die wir zu uns nehmen, wird ein Teil direkt in Wärme umgewandelt. Auf den Hüften landet – genau – nicht ein einziges Gramm. Kein Wunder, dass einige Wissenschaftler die Menge braunen Fettgewebes in Erwachsenen gern erhöhen würden. Immerhin wäre es ein sehr einfacher Weg, um Übergewicht zu reduzieren.

WIE KANN ICH BRAUNES FETTGEWEBE VERMEHREN UND AKTIVIEREN?

Eine ganze Reihe von Forschergruppen ist seit ein paar Jahren dabei, Wege zu finden, wie sich gewöhnliche weiße Fettzellen in braune oder gelbe – sie sind so etwas wie eine Vorstufe zum braunen Fett – umwandeln lassen. Sicher ist, dass ein Aufenthalt bei kühleren Temperaturen über mehrere Tage und Wochen hinweg den Anteil an braunem Fettgewebe erhöht. Ebenso Sport. Derzeit werden weitere Möglichkeiten diskutiert, wie das gelingen kann, etwa durch:

- die Einnahme bestimmter Nahrungsergänzungsmittel wie Capsaicin (der scharfe Stoff in Peperoni beispielsweise),
- die Zufuhr des Schlafhormons Melatonin,
- intermittierendes Fasten (Intervallfasten),
- die Verwendung von Medikamenten, zum Beispiel Mirabegron, das für die Behandlung der überaktiven Blase zugelassen ist, oder sogenannte Glitazone, die früher häufig bei Diabetes mellitus Typ 2 eingesetzt wurden.

Unser Fazit:

Das Konzept des »Beiging«, also der Umwandlung von weißem in braunes Fettgewebe, klingt einleuchtend. Allerdings sind diese Ansätze bisher wissenschaftlich kaum belegt – aktuell fehlt es an aussagekräftigen wissenschaftlichen Belegen für diesen Ansatz. Zudem sollten bei den vorgeschlagenen Methoden die Nebenwirkungen im Auge behalten werden. Sport ist immer gut und es spricht nichts dagegen, die Heizung im Winter 1 bis 2 Grad kälter zu stellen. Aber Nahrungsergänzungsmittel einzunehmen oder gar Medikamente – außerhalb von klinischen Studien – sehen wir aktuell kritisch.

17. Brainfood: Fördern bestimmte Lebensmittel die geistige Leistungsfähigkeit?

Manche Menschen gönnen sich morgens erst einmal eine Tasse Kaffee, um in die Gänge zu kommen. Das klingt plausibel, denn dem Heißgetränk wird eine aufputschende Wirkung zugeschrieben. Aber verbessert es auch unsere Denkleistung?

WAS KAFFEE WIRKLICH KANN

Es gibt eine ganze Reihe von Untersuchungen dazu, wie Koffein auf unsere kognitive Leistungsfähigkeit wirkt. Eine Erkenntnis ist eindeutig: Wenn Sie müde sind, kann eine Tasse Kaffee Ihre Denkfähigkeit verbessern oder Sie geistig aufnahmefähiger machen. Ebenfalls gesichert ist dieser Punkt: Koffein pusht Ihre Reaktionsfähigkeit, etwa wenn Sie einen umgestoßenen Gegenstand auffangen wollen. Um diesen Effekt zu erzielen, brauchen Sie mindestens 6 mg Koffein pro Kilogramm Körpergewicht. Wenn Sie also beispielsweise 70 kg wiegen, müssten Sie zur Steigerung Ihrer Reaktionsgeschwindigkeit 420 mg Koffein zu sich nehmen. Das entspricht rund vier Tassen Kaffee – ganz schön viel. Außerdem können bei diesen Mengen Nebenwirkungen wie Nervosität und eine erhöhte Herzfrequenz auftreten.

Tätigkeiten, bei denen Sie das Kurzzeitgedächtnis – auch Arbeitsgedächtnis genannt – brauchen, funktionieren unter Koffeineinfluss unterschiedlich gut. Wenn Sie sich zum Beispiel in der Mittagspause mit einem Kollegen unterhalten, können Sie ihm bei einer Tasse Kaffee gut folgen. Wenn Sie aber einen komplizierten philosophischen Text verstehen wollen, so könnte Koffein – je nach Ihrer persönlichen Reaktion darauf – eher hinderlich sein, wie einschlägige Studien nahelegen.

TURBO FÜRS GEHIRN: DIESE LEBENSMITTEL HELFEN BEIM DENKEN

Neben Koffein gibt es noch weitere Substanzen in Lebens- beziehungsweise Genussmitteln, die Ihr Gehirn ankurbeln können:

OMEGA-3-FETTSÄUREN

Diese essenziellen Fettsäuren – insbesondere die tierischen DHA und EPA (s. S. 28) – spielen eine wichtige Rolle für die Gehirnfunktion. Bevölkerungsstudien zeigen, dass eine gute Versorgung mit Omega-3-Fettsäuren das Risiko für Demenzen verringern könnte. Dies gilt allerdings nur für den Konsum von DHA und EPA durch Lebensmittel. Für Nahrungsergänzungsmittel (auch Supplemente genannt) wie Fischölkapseln ist diese Wirkung bislang nicht ausreichend nachgewiesen.

B-VITAMINE

Die acht wasserlöslichen Vitamine der B-Gruppe werden gern als »Nerven-Vitamine« bezeichnet. Und das zu Recht, denn sie sind essenziell für die Gesundheit des Gehirns und somit für die Denkfähigkeit verantwortlich. Bei einem Vitamin-B-Mangel können die kognitiven Leistungen leiden. Es ergibt jedoch keinen Sinn, zusätzlich zum täglichen Bedarf Vitamin B zu schlucken. In der Regel erhalten wir mit einer ausgewogenen Ernährung ausreichend B-Vitamine.

FLAVONOIDE

Es handelt sich bei diesen Naturstoffen um sekundäre Pflanzenstoffe der Gruppe der Polyphenole. Besonders reichlich enthalten sind sie zum Beispiel in Auberginen, Beerenobst wie Schwarzen Johannisbeeren, Brombeeren und Blaubeeren, Grünkohl, Sojabohnen oder auch grünem und schwarzem Tee. Eine Metaanalyse von 80 Studien belegt, dass eine reichliche Zufuhr von Flavonoiden – mehr als zwei Portionen Obst und Gemüse am Tag – die kognitive Leistung steigert.

Unser Fazit:

Kaffee kann sich durchaus positiv auf die geistige Leistungsfähigkeit auswirken. Aber Achtung: Wenn Sie täglich mehrere Tassen Kaffee zu sich nehmen, können Gewöhnungseffekte auftreten und die Wirkung abschwächen. Daher bei geistiger Erschöpfung lieber rechtzeitig eine Pause einlegen, anstatt immer mehr Kaffee zu trinken. Was die anderen Substanzen angeht, also Omega-3-Fettsäuren, B-Vitamine oder Flavonoide, so sprechen die Befunde für Folgendes: Je vielseitiger und vollwertiger Sie sich ernähren, desto besser funktioniert auch Ihr Denkorgan.

18. Essen für besseren Schlaf

Rund jeder 20. Erwachsene in Deutschland hat laut einer Umfrage mittelschwere bis schwere Schlafstörungen, also Probleme beim Ein- und Durchschlafen. Die Folgen sind unter anderem Tagesmüdigkeit, Gedächtnisstörungen, Depressionen und andere körperliche Beschwerden. Mit der richtigen Ernährung können Sie erholsamer schlafen.

SO WIRKT SICH ERNÄHRUNG AUF DEN SCHLAF AUS

Einer chinesischen Bevölkerungsstudie aus 2024 zufolge schlafen wir schlechter, wenn wir überwiegend Lebensmittel mit hoher Energiedichte essen. Was heißt das? Die Energiedichte zeigt, wie viele Kalorien ein Lebensmittel im Verhältnis zu seinem Gewicht hat. Ein Apfel hat zum Beispiel eine Energiedichte von 0,5 kcal/g, ein Croissant hingegen 5,1 kcal/g – also etwa zehnmal so viel. Pflanzliche Lebensmittel haben meist einen niedrigen Wert, während fett- und zuckerreiche Lebensmittel einen hohen Wert aufweisen.

Die Energiedichte von Lebensmitteln

Lebensmittel mit niedriger Energiedichte (< 1,5 kcal/g):
Gemüse, Salat, Kartoffeln, mageres Fleisch wie Hühnerbrust, fettarme Milch und Milchprodukte wie Joghurt, Quark oder Buttermilch.

Lebensmittel mit mittlerer Energiedichte (1,5 bis 2,5 kcal/g):
Marmoriertes Fleisch, Linsen, Getreideprodukte (Brot, Brötchen, Nudeln, Müsli, Reis).

Lebensmittel mit hoher Energiedichte (> 2,5 kcal/g):
Wurst, Käse, Butter, Schlagsahne, Öl, Nüsse, Kuchen, Croissant, Kekse, Schokolade und andere Süßigkeiten, Knabbergebäck, Chips, Pommes Frites.

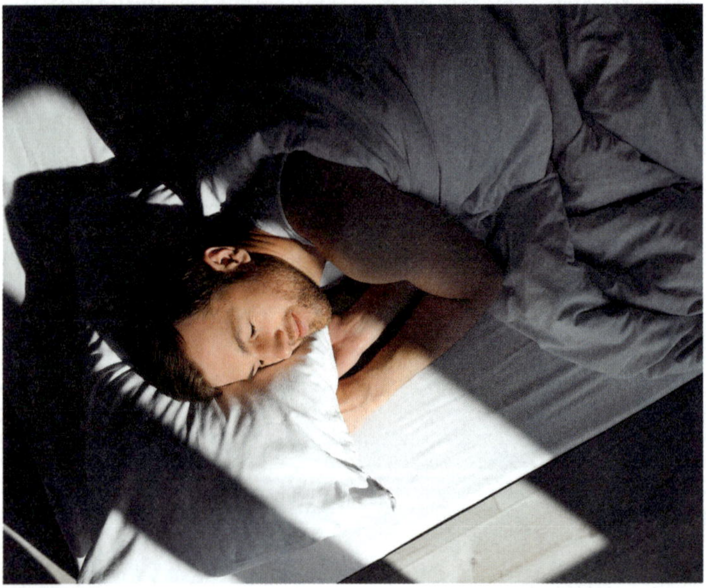

MEDITERRANE ERNÄHRUNG UND DASH-DIÄT

Die mediterrane Ernährung (s. S. 96) und die DASH-Diät (s. S. 102) verbessern laut Studien die Schlafqualität. Gründe dafür sind Melatonin, Serotonin, Tryptophan, Magnesium und Vitamin B_6, die beide Ernährungsweisen reichlich enthalten.

VERBESSERN NAHRUNGSERGÄNZUNGSMITTEL DEN SCHLAF?

Studien zeigen, dass uns das Schlafhormon Melatonin mit einer Dosis von 0,1 bis 5 mg schneller ein- und besser durchschlafen lässt. Ähnliches gilt für eine Kombination aus Magnesium und Kalium mit jeweils 250 mg.

Unser Fazit:

Wie wohl jeder bestätigen wird, kann eine üppige Mahlzeit am späten Abend die Nachtruhe stören: Sie schlafen schlechter ein und wachen nachts häufiger auf. Nehmen Sie die letzte Mahlzeit am besten drei Stunden vor dem Zubettgehen ein. Damit Sie künftig gut beziehungsweise besser schlafen, sollten Sie fettiges und zuckerreiches Essen mit hoher Energiedichte meiden und sich vollwertig und pflanzenbasiert ernähren.
Wichtig: Melatonin und Magnesium haben den Ruf, den Schlaf zu verbessern. Vor der Einnahme ist es jedoch ratsam, mit Ihrem Arzt abzuklären, ob die Substanzen für Sie geeignet sind oder ob Ihre Schlafprobleme durch andere, möglicherweise leicht behebbare Ursachen bedingt sind.

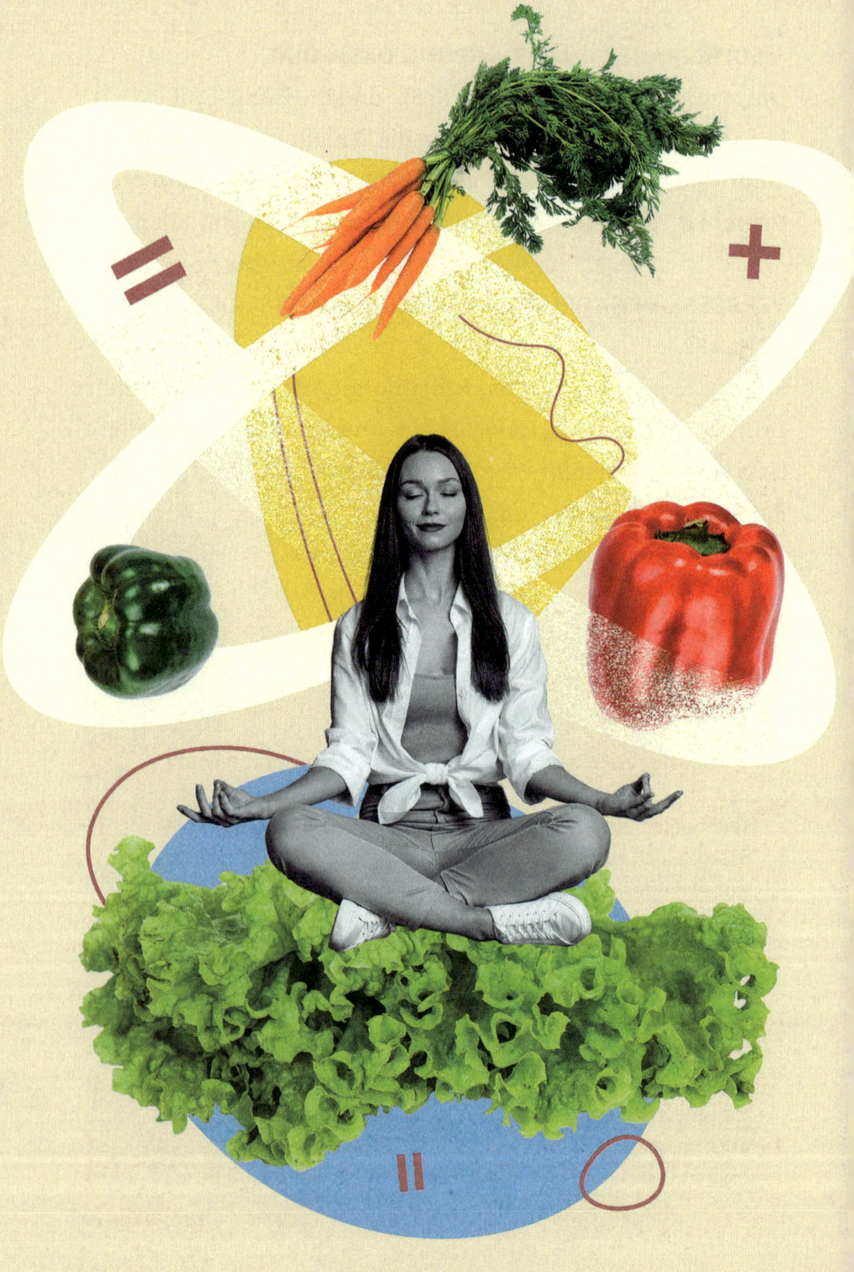

Ernährungsformen – von vegan bis Fasten

- → Leben Veganer wirklich gesund?
- → Ist Low Carb eine sinnvolle Ernährungs-Strategie?
- → Warum auch Sie vielleicht mal fasten sollten
- → Rundum gesund mit der Mittelmeerdiät

19. Wie gesund ist vegane Ernährung?

In den Supermarktregalen tauchen mehr und mehr vegane Produkte auf. Schnitzel aus Weizenprotein, »Milch« aus Soja und Hafer und sogar vegane »Fischstäbchen«. Etwa 2 % der Deutschen (zirka 1,5 Millionen) haben sich dazu entschlossen, vegan zu leben. Sie tun dies sicher aus ethischen Gründen oder der Umwelt zuliebe. Doch was ist mit der Gesundheit? Gibt es auch gute medizinische Gründe, gänzlich auf tierische Produkte zu verzichten?

VORTEILE DES VEGANEN LEBENSSTILS

Eine ganze Reihe von Bevölkerungsstudien zeigt: Vegane Ernährung führt gegenüber einer Lebensweise mit pflanzlichen und tierischen Produkten zu einer niedrigeren Gesamtsterblichkeit, niedrigeren Krebsrate und einem niedrigeren Risiko für durchblutungsbedingte Herzkrankheiten. In einer Metaanalyse aus dem Jahre 2017 kamen italienische Wissenschaftler zu dem Schluss, dass ein veganer Ernährungsstil das Risiko, an Krebs zu sterben, um 15 % reduziert gegenüber einem omnivoren Stil. Bei einer vegetarischen Ernährung sind es laut der Studienautoren »nur« 8 %.

MAN KANN SICH AUCH ALS VEGANER UNGESUND ERNÄHREN

Es stellt sich die Frage, ob eine vegane Ernährung gesünder ist, weil sie keine Tierprodukte enthält oder mehr pflanzliche Lebensmittel umfasst.

Studienergebnisse für vegetarisch lebende Menschen – die ja mehrheitlich auch Eier und Milchprodukte zu sich nehmen – haben sehr ähnlich positive Ergebnisse in Sachen Krebs und Herz-Kreislauf erbracht. Daher scheint es unwahrscheinlich, dass der Verzicht auf Tierprodukte diese Effekte hervorbringt. Die Vorteile liegen vielmehr darin, dass Veganer große Mengen an vollwertigen Pflanzenerzeugnissen verzehren, um ihren Bedarf an Mikro- und Makronährstoffen zu decken. Sicher wären alle positiven Effekte dahin, wenn Veganer hauptsächlich vegane Formen von Fertigpizza, Weißbrot, Kartoffelchips oder Produkten mit ellenlangen Zutatenlisten essen würden.

Unser Fazit:

Aber Achtung – wenn Sie sich an die Erklärung der verschiedenen Studientypen aus der Einleitung erinnern: Die Annahmen für die positiven Auswirkungen einer veganen Ernährungsweise, die in diesem Kapitel beschrieben wurden, beruhen auf epidemiologischen Daten. Die Ergebnisse prospektiver Studien – also solche, bei denen vorab bestimmt wird, welche Daten für die Prüfung einer Hypothese erhoben werden – stehen weitgehend noch aus. Daher müssen die hier erwähnten Ergebnisse mit Vorsicht interpretiert werden. Es gibt zum jetzigen Zeitpunkt keinen eindeutigen Beweis, dass eine vegane Ernährung aus medizinischer Sicht gesünder ist als eine vegetarische oder überwiegend pflanzliche Mischkost.

20. Vegan leben: Auf diese Mikronährstoffe kommt es an

»Die kriegen doch viel zu wenig Eiweiß« oder »Mit Sicherheit fehlen denen viele Vitamine und Mineralstoffe« heißt es oft, wenn es um Veganer geht. Aber stimmt das wirklich?

KEIN EIWEISS-DEFIZIT

Den täglichen Bedarf an Eiweiß zu decken, ist bei veganer Ernährung in der Regel kein Problem. Selbst Spitzensportler, die einen erhöhten Eiweißbedarf haben, weisen offenbar keine Defizite auf: der Rennfahrer Lewis Hamilton beispielsweise, Tennis-Legende Serena Williams, Schauspieler Arnold Schwarzenegger oder der ehemals stärkste Mann Deutschlands, Kraftsportler Patrik Baboumian.

GANZ OHNE ZUSATZSTOFFE GEHT'S NICHT

Pflanzliche Lebensmittel enthalten kein Vitamin B_{12}. Wer auf tierische Lebensmittel, die reich an B_{12} sind, komplett verzichtet, muss Vitamin B_{12} als Nahrungsergänzung einnehmen. Sonst würde ein Mangel entstehen.
Das Bundeszentrum für Ernährung (BZfE) führt neben Vitamin B_{12} **fünf weitere Nährstoffe** auf, die Veganer eventuell zuführen müssen:

- Vitamin D
- Kalzium
- Jod
- Eisen
- Zink

Aufgrund der Tatsache, dass langkettige Omega-3-Fettsäuren wie EPA und DHA in pflanzlicher Ernährung kaum vorhanden sind, sollten vegan lebende Personen zudem auf eine ausreichende Zufuhr von α-Linolensäure (ALA) achten und gegebenenfalls Algenölpräparate in Betracht ziehen.
Die folgende Tabelle zeigt, wie Veganer täglich mit Kalzium, Jod, Eisen, Zink sowie Vitamin B_{12} versorgt sind versus Menschen, die übliche Mischkost zu sich nehmen. Plus: Mit welchen Lebensmitteln Veganer einem Mangel vorbeugen können.

VERGLEICH VEGANE ERNÄHRUNG VERSUS MISCHKOST BEI VERSCHIEDENEN NÄHRSTOFFEN

Nährstoff	Tägl. Zufuhr Veganer	Tägl. Zufuhr Mischköstler	Worauf Veganer achten sollten
Kalzium	560–1.150 mg	1.020–1.330 mg	kalziumreiche Mineralwasser; grüne oxalatarme Gemüse (zum Beispiel Brokkoli, Grünkohl); Nüsse; Hülsenfrüchte
Jod	55–90 µg	140–146 µg	Seegras; Meeresalgen; Jodsalz
Eisen	13,5–31,6 mg	15–34 mg	Sauerkraut; Sojabohnen; Vitamin C zu den Mahlzeiten (verbessert die Resorption von Eisen)
Zink	10–13,5 mg	10–21 mg	Sojaprodukte und andere Hülsenfrüchte
Vitamin B_{12}	0,2–0,75 µg	4,1–8,7 mg	Nahrungsergänzung (Supplementierung)

Quelle: Potenziell kritische Mikronährstoffe einer vegetarischen und veganen Ernährung. https://www.bzfe.de/ernaehrung-im-fokus/wissen/potenziell-kritische-mikronaehrstoffe-einer-vegetarischen-und-veganen-ernaehrung

Unser Fazit:

Wer vegan lebt, muss genau auf seine Ernährung achten, besonders was kritische Nährstoffe wie Vitamin B_{12}, Kalzium, Jod, Eisen und Zink betrifft. Um eine Substitution von Vitamin B_{12} kommen Veganer nicht herum, wenn sie gesund bleiben wollen. Wir empfehlen, den Blutstatus der genannten Nährstoffe regelmäßig beim Arzt untersuchen zu lassen. So können Sie gezielt Defiziten entgegenwirken.
Wichtig: Die hier gemachten Angaben beziehen sich auf gesunde erwachsene Personen. Sie können nicht 1:1 auf Heranwachsende übertragen werden. Gerade im Wachstum besteht ein vermehrter Nährstoffbedarf, der ernährungsmedizinisch betrachtet nur sehr schwer durch eine vegane Ernährung gedeckt werden kann.

21. Wie sinnvoll ist »Low Carb«?

Low Carb, Atkins-Diät, ketogene Diät, Paleo-Diät oder South-Beach-Diät – all diese Begriffe haben Sie sicher schon mal gehört. Die genannten Diätformen schränken den Konsum von Kohlenhydraten mehr oder weniger stark ein und erhöhen den Konsum von Fetten und Eiweiß entsprechend. Beworben werden die Ernährungsstile vor allem mit einem Versprechen, das auch viele andere Diäten für sich in Anspruch nehmen: schnelles Abnehmen. Funktioniert das tatsächlich? Und vor allem: Ist Low Carb gesund?

KURZFRISTIGES ABNEHMEN FUNKTIONIERT TATSÄCHLICH

Eine ganze Reihe von Studien hat gezeigt, dass eine Low-Carb-Ernährung relativ schnell zu einer Gewichtsabnahme führen kann, rascher als durch eine fettreduzierte Ernährung. Was aber auch Teil der Wahrheit ist: Wie bei den meisten anderen Diäten nehmen Menschen im Laufe eines Jahres – so die aktuelle Studienlage – wieder an Körpergewicht zu. Die Ursachen dafür sind vielfältig. Es liegt nicht nur daran, dass sich der Körper an eine kohlenhydratarme Ernährung anpasst, sondern auch an unseren Essgewohnheiten: Vorgegebene Ernährungsempfehlungen befolgen wir häufig nicht langfristig. Wir kehren zu alten, womöglich nicht so gesunden Mustern zurück.

BEEINFLUSST LOW CARB DIE GESUNDHEIT?

Studien zeigen, dass sich manche Risikofaktoren für Herz-Kreislauf-Erkrankungen unter einer Low-Carb-Ernährung verbessern:

- **Blutfette:** Obwohl sich der Gesamtcholesterinspiegel unter Low Carb kaum ändert, steigt der Anteil des »guten« HDL-Cholesterins an.
- **Blutdruck:** Unter einer Low-Carb-Ernährung sinkt erhöhter Blutdruck im Allgemeinen. Wissenschaftler führen das vor allem auf den Gewichtsverlust und einen niedrigeren Blutzuckerspiegel zurück.
- **Blutzuckerspiegel:** Im Verlaufe einer Low-Carb-Diät normalisiert sich ein erhöhter Blutzuckerspiegel, sodass Diabetiker oft geringere Insulindosen spritzen müssen.

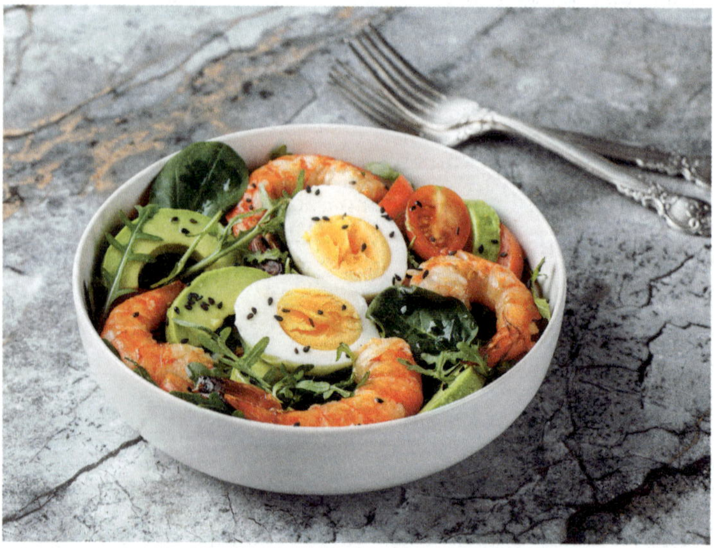

Bessere Blutfettwerte mit Low Carb

Wie können sich die Blutfettwerte bessern, wenn ich nicht nur mehr Eiweiß, sondern auch mehr Fett zu mir nehme? Studien haben gezeigt, dass durch eine Low-Carb-Ernährung vor allem die Triglycerid-Werte sinken. Das wiederum ist ein Zeichen für eine verbesserte Herz-Kreislauf-Gesundheit. Warum ist das so? Die Erklärung ist recht simpel: Kohlenhydrate, insbesondere einfache Zucker, werden in der Leber unter dem Einfluss von Insulin in Triglyceride umgewandelt. Bei reduzierter Kohlenhydratzufuhr, also Low Carb, und einer damit einhergehenden verminderten Insulinausschüttung sinkt diese Triglycerid-Produktion.

Wichtig: Das Fett aus der Nahrung wie Fettsäuren und Cholesterin beeinflusst deutlich weniger die Blutwerte als die Fette, die unser Stoffwechsel selbst produziert. Das erklärt, warum auch eine erhöhte Gesamtfettzufuhr nicht unbedingt zu höheren Fettwerten führt.

BEI MANCHEN ERKRANKUNGEN IST LOW CARB SINNVOLL

Die sogenannte ketogene Diät ist eine besondere Form der Low-Carb-Diät mit einem Kohlenhydratanteil von üblicherweise unter 10 %. Die Diät ist bereits seit den 1920er-Jahren bekannt. Bei manchen Epilepsie-Formen und anderen neurologischen Krankheiten wird sie erfolgreich in der Anfalls-Prophylaxe angewendet. Experten diskutieren nun auch darüber, ob Low Carb bei Diabetes mellitus Typ 2 eingesetzt werden sollte.

Wer weniger Kohlenhydrate verzehrt, benötigt dennoch eine bestimmte Menge an Kalorien, um den »Motor« am Laufen zu halten. Diese Kalorien müssen entweder aus Eiweiß oder Fett oder beidem aufgenommen werden. Das bedeutet aber nicht zwangsläufig eine vermehrte Aufnahme von tierischen Produkten und einem geringeren Konsum von ballaststoff- und vitaminreichen Lebensmitteln. Entscheidend ist die **Lebensmittelauswahl**. So gibt es zum Beispiel pflanzenbasierte Low-Carb-Varianten mit gesunden Fetten und Eiweißquellen.

Unser Fazit:

Für viele Menschen mit Adipositas, Fettlebererkrankung oder Insulinresistenz kann eine Low-Carb-Ernährung sinnvoll sein. Dabei handelt es sich in der Regel um eine medizinisch empfohlene Diät, die wie andere medizinischen Maßnahmen regelmäßig kontrolliert werden sollte. Aber das Motto »one size fits it all« (übersetzt: »ein Ansatz passt für alles«) gibt es auch hier nicht – wie bei jeder Ernährungsempfehlung. Neuere Daten zeigen, dass der Effekt einer Low-Carb-Diät möglicherweise von der jeweiligen Form der vorherrschenden Insulinresistenz abhängt. So sprechen Personen mit einer Insulinresistenz, die primär in der Leber auftritt, besonders gut auf eine Low-Carb-Diät an.

22. Fasten: Gesund oder überbewertet?

Unsere Vorfahren konnten nicht einfach in den Supermarkt gehen, um sich ihre Mahlzeiten zu besorgen. Sie waren darauf angewiesen, Beutetiere zu erlegen und essbare Pflanzen zu sammeln. Manchmal gingen die Jäger und Sammler leer aus und die Mägen blieben ungefüllt. Sie mussten fasten, unfreiwillig. Der Umgang mit längeren oder kürzeren Perioden, in denen der Körper von seinen Reserven zehren musste, war etwas ganz Normales. Braucht unser Körper sogar Zeiten, in denen er keine Nahrung bekommt?

FASTEN IST TRADITION

Denken Sie an die verschiedenen Fastentage im Judentum, das Osterfasten in orthodoxen Kirchen oder den Ramadan im Islam: Hier hat Fasten Tradition und erfüllt religiöse Ziele. Einen ganz anderen Ursprung hat das »Heilfasten«, welches auf den deutschen Arzt Otto Buchinger (1878–1966) zurückgeht. Die Heilung von Krankheiten beziehungsweise die Steigerung der allgemeinen Gesundheit steht dabei im Vordergrund.

FASTEN IST NICHT GLEICH FASTEN

Es gibt verschiedene Formen des nicht-religiösen Fastens, die beispielsweise klare Flüssigkeiten oder Säfte erlauben. Dabei liegt die Dauer des Fastens zwischen sieben und 30 Tagen. Auf eine Sonderform, das sehr populäre Intervallfasten, kommen wir im nächsten Abschnitt zu sprechen.

WAS PASSIERT BEI LÄNGEREM FASTEN?

Wenn von außen an Nahrung nichts nachkommt, muss der Körper mit dem klarkommen, was er schon hat. Mediziner sprechen in diesem Zusammenhang vom sogenannten Hungerstoffwechsel (Katabolismus). Dabei baut der Körper eigene Substanzen ab. In diesem katabolen Zustand werden zunächst die Kohlenhydratreserven in Leber und Muskeln zur Energiegewinnung genutzt. Diese reichen allerdings nur für zirka 24 Stunden. Dann geht es an die Muskel-Eiweiße und schließlich die Fettreserven.

GIBT ES GESUNDHEITLICHE VORTEILE?

Während des Fastens sinkt der Blutdruck, der Körper wird entwässert und das Herz damit entlastet. Der Fastende verliert an Körpergewicht: Fettgewebe, Muskelmasse und Wasser. Viele Fastende berichten außerdem von Zuständen besonderer geistiger Klarheit und Hochgefühlen, die auf die Ausschüttung von »Glückshormonen« (Endorphinen) zurückzuführen sind. Noch ein Plus: Entzündungen im Körper nehmen ab, weshalb Fasten entzündliches Rheuma lindern kann.

NICHT JEDER SOLLTE FASTEN

Für Gesunde sind Fastenzeiten bis zu 40 Tagen möglich, jedoch nur unter ärztlicher Begleitung. Für Kinder und Jugendliche unter 16 Jahren ist es nicht empfehlenswert, da ihr Körper gerade in einer Aufbauphase steckt. Bei akuten und chronischen Erkrankungen (zum Beispiel Typ-2-Diabetes oder Herzerkrankungen) sollten Sie nur nach Absprache mit dem Arzt fasten. Ganz unterlassen sollten es schwangere und stillende Frauen, Menschen mit Essstörungen oder Depressionen, Pflegebedürftige sowie an Gicht Erkrankte.

Unser Fazit:

Fasten hat viele positive Effekte auf die Gesundheit. Sofern es nicht länger als zehn bis 14 Tage dauert, ist der Muskelverlust bei adäquater Nahrungszufuhr und ausreichend körperlicher Bewegung nach Fastenende in der Regel schnell wieder ausgeglichen.
Aber Achtung: Heilsversprechen in Zusammenhang mit Fasten sind mit Vorsicht zu genießen. Es gibt Hinweise darauf, dass Fasten in bestimmten Fällen als Teil einer Therapie sinnvoll sein kann, aber nur nach ärztlicher Empfehlung und unter regelmäßiger medizinischer Überwachung.

23. Intervallfasten – was steckt dahinter?

Wohl die meisten von uns frühstücken zwischen sieben und acht Uhr morgens und essen gegen 19–20 Uhr zu Abend. Sofern Sie auf Snacks vor dem Fernseher verzichten, hat unser Verdauungssystem etwa zwölf Stunden Ruhe bis zum nächsten Morgen. Diesen Zeitraum auf 16 Stunden auszudehnen, ist Ziel des intermittierenden Fastens (umgangssprachlich: Intervallfasten). Solch eine geringfügige Änderung des Essverhaltens kann tatsächlich eine ganze Menge bewirken.

ABNEHMEN MIT INTERVALLFASTEN?

Im Jahr 2020 veröffentlichten Wissenschaftler eine Übersichtsstudie. Sie kamen zu dem Ergebnis, dass sich das Körpergewicht mittels Intervallfasten um 0,8 bis 13 % reduzieren lässt. Dieser Effekt tritt aber nur dann ein, wenn das Fasten zu einer geringeren Kalorienaufnahme führt. Mittlerweile gibt es auch einige Studien sowie Metaanalysen zum Intervallfasten. Allerdings liefern diese Arbeiten teils widersprüchliche Ergebnisse hinsichtlich der Gewichtsreduktion.

GESUNDHEITLICHE EFFEKTE

Auch wenn die Effekte auf das Körpergewicht durch Intervallfasten im Durchschnitt eher gering sind, zeigen Studien einen positiven Einfluss auf unseren Stoffwechsel, insbesondere auf unseren Fettstoffwechsel und die Insulinsensitivität. Selbst unser Blutdruck kann durchs Fasten sinken.

DIE ZWEI HAUPTFORMEN DES INTERVALLFASTENS

Die eine Form beschreibt den täglichen Nahrungsverzicht innerhalb eines bestimmten Zeitrahmens (zum Beispiel: 16 Stunden fasten/8 Stunden essen oder 12 Stunden fasten/12 Stunden essen). Es gibt noch eine weitere Möglichkeit: den Verzicht auf feste Nahrung an zwei, nicht aufeinanderfolgenden Tagen pro Woche.

Unser Fazit:

Trotz der guten Bilanz des Intervallfastens möchten wir auf einen wesentlichen Aspekt hinweisen: Weder in den meisten Studien noch in der Umsetzung des Intervallfastens geht es um die Art der aufgenommenen Nahrung.

Wenn wir 16 Stunden fasten und uns in den verbleibenden acht Stunden von Fast Food ernähren, dürfen wir uns keine allzu großen Hoffnungen auf bessere Gesundheit machen. Es hat gewisse Vorteile, wenn wir unserem Verdauungstrakt längere Pausen gönnen. Doch das allein macht uns nicht gesund und schlank. Was zählt, ist die Qualität unserer Ernährung. Wenn Sie sich übrigens fragen, ob Sie 16:8 oder 5:2 fasten sollten – laut Studien sind beide Verfahren in der Lage, unseren Stoffwechsel zu verbessern. Daher probieren Sie ruhig aus, welche Form des intermittierenden Fastens in Ihrem Alltag besser für Sie funktioniert.

24. Was macht mediterrane Ernährung so gesund?

Nachdem Mitte des 20. Jahrhunderts aufgefallen war, dass die Menschen in mehreren Anrainerstaaten des Mittelmeers ausgesprochen selten an Herz-Kreislauf-Erkrankungen starben, machten sich Wissenschaftler auf die Suche nach den Gründen. Hier ist, was sie herausfanden.

WAS MACHT DIE MEDITERRANE ERNÄHRUNG AUS?

Mit dem Begriff »Mittelmeer-Diät« (MedDiet) sind nicht Pizza, Paella und Gyros gemeint, sondern eine ganz bestimmte Ernährungsweise:

1. Die Basis der MedDiet-Pyramide (Abbildung Seite 98) bilden viel körperliche Bewegung, ausreichende Ruhepausen, gemeinsames Essen und andere soziale Aktivitäten. Ebenso gehört die nachhaltige Nutzung lokal produzierter und saisonaler Lebensmittel dazu.
2. Auf der zweiten Stufe der Pyramide wird eine ausreichende Flüssigkeitszufuhr beschrieben, die überwiegend aus Wasser und Kräutertees bestehen sollte – ein sehr wichtiger Baustein einer gesunden Ernährung.
3. Jede Hauptmahlzeit sollte ein bis zwei Portionen Obst und mindestens zwei Portionen unterschiedlicher Gemüsesorten (roh oder gekocht) enthalten, außerdem Olivenöl und ein bis zwei Portionen Getreideprodukte –

möglichst in der Vollkornvariante (zum Beispiel Brot, Reis, Nudeln, Couscous).

4. An Toppings und Gewürzen sind ein bis zwei Portionen frische Oliven, Nüsse oder Samen angegeben sowie wenig Salz, dafür aber viele Kräuter, Gewürze, Zwiebeln und Knoblauch.
5. Pro Tag stehen zwei Portionen (fettarmer) Milchprodukte auf dem Plan.
6. Pro Woche gehören zur MedDiet zwei Portionen weißes Fleisch (zum Beispiel Huhn oder Pute), mindestens zwei Portionen Fisch und Meeresfrüchte (zum Beispiel Muscheln), zwei bis vier Eier sowie mindestens zwei Portionen Hülsenfrüchte (Bohnen, Erbsen und andere).
7. Ebenfalls wöchentlich stehen drei oder weniger Portionen Kartoffeln, weniger als zwei Portionen rotes Fleisch (zum Beispiel Rind-, Lamm-, Hammel-, Schweinefleisch) und maximal eine Portion verarbeitetes Fleisch (zum Beispiel Wurst) auf dem Speiseplan.
8. Süßigkeiten wie Kekse, Kuchen und Bonbons sollte es maximal zweimal pro Woche geben, Alkohol in Form von Wein nur in mäßigen Mengen (Männer maximal 2 Gläser Wein am Tag, Frauen die Hälfte).

DIE LEBENSMITTELPYRAMIDE DER MEDITERRANEN ERNÄHRUNG

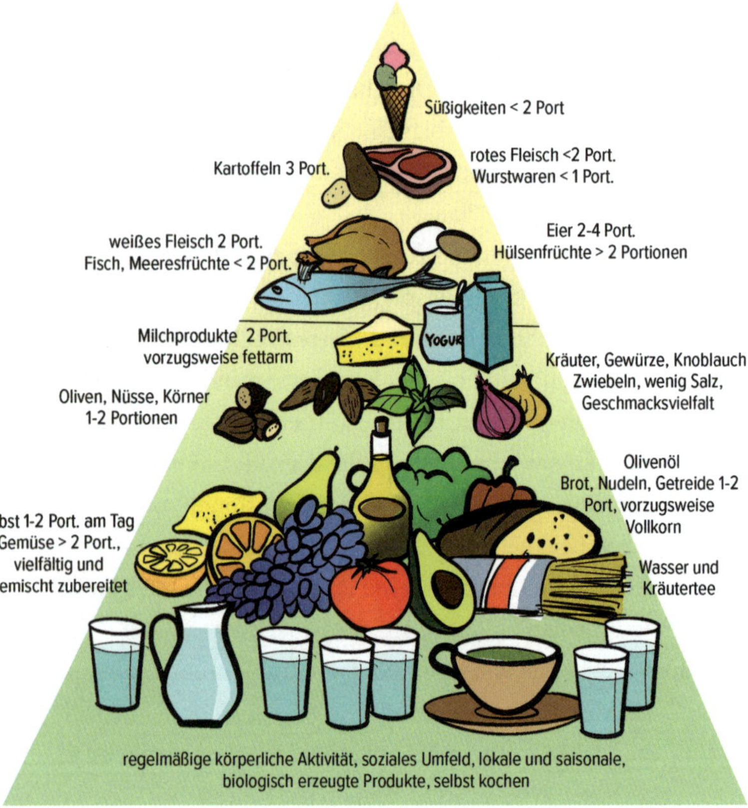

(Quelle: https://www.top-gesund-dresden.de/wp-content/uploads/2017/08/mediterrane-ernaehrungspyramide-830x402.jpg)

EFFEKTE DER MEDDIET AUF DIE GESUNDHEIT

Ab dem Jahre 2000 nahm die Anzahl von Fachartikeln über die MedDiet kontinuierlich zu. Die vielen Erkenntnisse aus den Studien erlauben uns heute, ziemlich genau einzuschätzen, wie wertvoll eine mediterrane Ernährung über längere Zeit ist.

KHK UND HERZINFARKT

Was ist die Koronare Herzkrankheit (kurz: KHK)? Das sogenannte Leitsymptom der KHK ist die »Brustenge«, ein starkes Druckgefühl und Schmerzen in der Brust. Je länger und weiter die Erkrankung fortschreitet, desto wahrscheinlicher sind Begleiterscheinungen wie Herzrhythmusstörungen und Herzinsuffizienz (Herzschwäche) sowie akute lebensbedrohliche Komplikationen wie Herzinfarkt und plötzlicher Herztod.
Die Ursache der KHK ist eine »Arterienverkalkung« (Fachwort: Arteriosklerose). Dadurch verengen die Arterien, insbesondere die Herzkranzgefäße, und der Herzmuskel bekommt weniger Nährstoffe und Sauerstoff.
Wie oft kommt die KHK vor? Im Jahre 2022 starben in Deutschland insgesamt 216.944 Menschen an einer Herzkrankheit, 125.984 von ihnen an einer KHK, und von diesen Personen wiederum 46.608 an einem akuten Herzinfarkt.

WELCHE AUSWIRKUNGEN HAT DIE MEDDIET AUF DIE KHK?

Dazu liegen viele Studien vor. Das Ergebnis einer Metastudie von 2020 ist Folgendes: Bei Teilnehmern, die sich an die MedDiet hielten, trat die KHK 38 % seltener auf, Herzinfarkte 35 % seltener. Andere wissenschaftliche Untersuchungen kommen zu ähnlichen Ergebnissen.

DIABETES MELLITUS TYP 2

Auch zum Thema Diabetes mellitus Typ 2 und MedDiet wurde intensiv geforscht. So ergab beispielsweise eine Analyse von Daten aus der ATTICA-Studie Folgendes: Frauen, die sich strikt an die Empfehlungen der MedDiet hielten, erkrankten im Verlauf von 10 Jahren um 69 % seltener an Typ-2-Diabetes und Männer um 49 % seltener als jene, die es mit der MedDiet weniger ernst nahmen. Auch hier kommen andere Studien zu ähnlichen Resultaten.

METABOLISCHES SYNDROM

Als metabolisches Syndrom (kurz: MetS) bezeichnen Mediziner einen Komplex verschiedener Symptome beziehungsweise Risikofaktoren. Wenn mindestens drei der folgenden Messwerte vorliegen, liegt ein MetS vor:

- Taillenumfang von mehr als 88 cm bei Frauen, bei Männern mehr als 102 cm
- Nüchtern-Blutzucker über 100 mg/dl
- Triglycerid-Werte (nüchtern) von mehr als 150 mg/dl
- HDL-Cholesterin von unter 40 mg/dl bei Frauen und 50 mg/dl bei Männern
- Blutdruckwerte über 130/85 mmHg

Nach einer Metaanalyse kamen Wissenschaftler zu dem Schluss, dass die Teilnehmer ein um 19 % geringeres Risiko für MetS hatten, deren Ernährungsweise am besten mit der MedDiet übereinstimmte.

KREBS

Im Jahre 2021 veröffentlichte ein internationales Forscherteam eine Metastudie mit der Fragestellung: Kann die MedDiet vor Krebs schützen? Die Ergebnisse sind ermutigend.
Im Vergleich zu Probanden, die sich nur wenig oder gar nicht an die MedDiet halten, sterben jene, die sie strikt fortführen ...

- 13 % weniger an Krebs insgesamt
- 25 % weniger an Krebs, wenn sie zuvor bereits einmal an Krebs erkrankt waren
- 6 % weniger an Brustkrebs
- 7 % weniger an Darmkrebs
- 44 % weniger an Kopf- und Nacken-Krebs
- 16 % weniger an Krebs der Atmungsorgane
- 30 % weniger an Magenkrebs
- 13 % weniger an Blasenkrebs und
- 36 % weniger an Leberkrebs

Darüber hinaus scheint die MedDiet das Risiko für Konzentrations- und Gedächtnisstörungen um 21 bis 36 % zu reduzieren.

Unser Fazit:

Die MedDiet gehört zu den bestuntersuchten Ernährungsformen und hat erwiesenermaßen zahlreiche gesundheitliche Vorteile. Probieren Sie sie für ein paar Wochen selbst aus. Sie werden feststellen, wie vielfältig und geschmacksintensiv die mediterrane Küche ist.

25. Was ist die DASH-Diät?

DASH (Dietary Approaches to Stop Hypertension) heißt übersetzt »Ernährungsansätze zur Behandlung von Bluthochdruck«. Dabei handelt es sich um eine maßgeschneiderte Diät, die auf ein bestimmtes Ziel ausgerichtet ist: Bluthochdruck zu senken. Erhöhter Blutdruck ist ein wesentlicher Risikofaktor für Herzinfarkt, Schlaganfall & Co., woran in Deutschland pro Jahr rund 350.000 Menschen sterben.

SINKT DER BLUTDRUCK MIT DER DASH-DIÄT?

Studien zeigen deutlich, wie gut die DASH-Diät anschlägt. Das Ergebnis einer großen Untersuchung aus dem Jahr 2023 mit über 115.000 Teilnehmern im Alter von 36 bis 61 Jahren ist erstaunlich: Das Risiko für Bluthochdruck war bei Menschen, die sich strikt an die DASH-Diät hielten, um 20 % niedriger gegenüber denen, die keine Diät machten. Außerdem verbesserte die DASH-Diät bereits bestehenden Bluthochdruck.

WIE FUNKTIONIERT DIE ERNÄHRUNGSFORM?

Die DASH-Diät zielt darauf ab, Salz (Natrium) zu reduzieren, um den Blutdruck zu senken. Die standardmäßige DASH-Diät begrenzt die Salzzufuhr auf 2.300 mg täglich, was etwa einem Teelöffel Speisesalz (5–6 g) entspricht. Für Menschen mit hohem Blutdruck oder anderen gesundheitlichen Problemen gibt es eine Version der DASH-Diät mit noch geringerem Salzgehalt: 1.500 mg Natrium pro Tag. Das entspricht in etwa

3,4 g Speisesalz. Die DASH-Diät zeichnet sich neben der Salzreduktion durch diese Punkte aus (siehe auch Abbildung auf Seite 104):

1. Viel Obst und Gemüse (4–5 Portionen* täglich)
2. Vollkornprodukte (6–8 Portionen* täglich)
3. Fettarme Milchprodukte (2–3 Portionen* täglich)
4. Helles Fleisch, Fisch oder Geflügel (bis zu 6 Portionen* täglich)
5. Nüsse, Samen und Hülsenfrüchte (4–5 Portionen* wöchentlich)
6. Selten rotes Fleisch, Süßigkeiten oder gezuckerte Getränke

* Eine Portion entspricht 28,3 g.

Alles in allem ist die Diät gesund und vielfältig – dabei aber einfach umzusetzen!

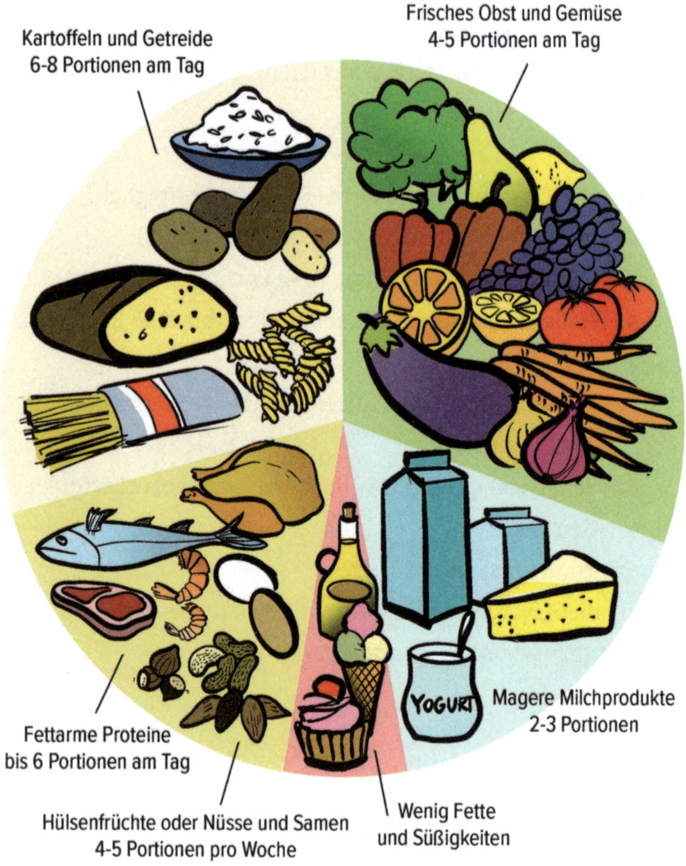
Kartoffeln und Getreide
6-8 Portionen am Tag
Frisches Obst und Gemüse
4-5 Portionen am Tag
YOGURT
Magere Milchprodukte
2-3 Portionen
Fettarme Proteine
bis 6 Portionen am Tag
Hülsenfrüchte oder Nüsse und Samen
4-5 Portionen pro Woche
Wenig Fette
und Süßigkeiten

Unser Fazit:

Weil die DASH-Diät ihren Zweck erfüllt, empfehlen wir sie auch ganz klar. Positiv hervorzuheben ist, dass die Ernährungsform viel Obst, Gemüse und Vollkornprodukte enthält. Und für allen, denen ohne Salz das Essen nicht schmeckt, sei dieser Tipp ans Herz gelegt: würzen statt salzen! Greifen Sie für den Geschmack auf frische Kräuter und aromatische Gewürze zurück, statt zu viel Salz zu verwenden.

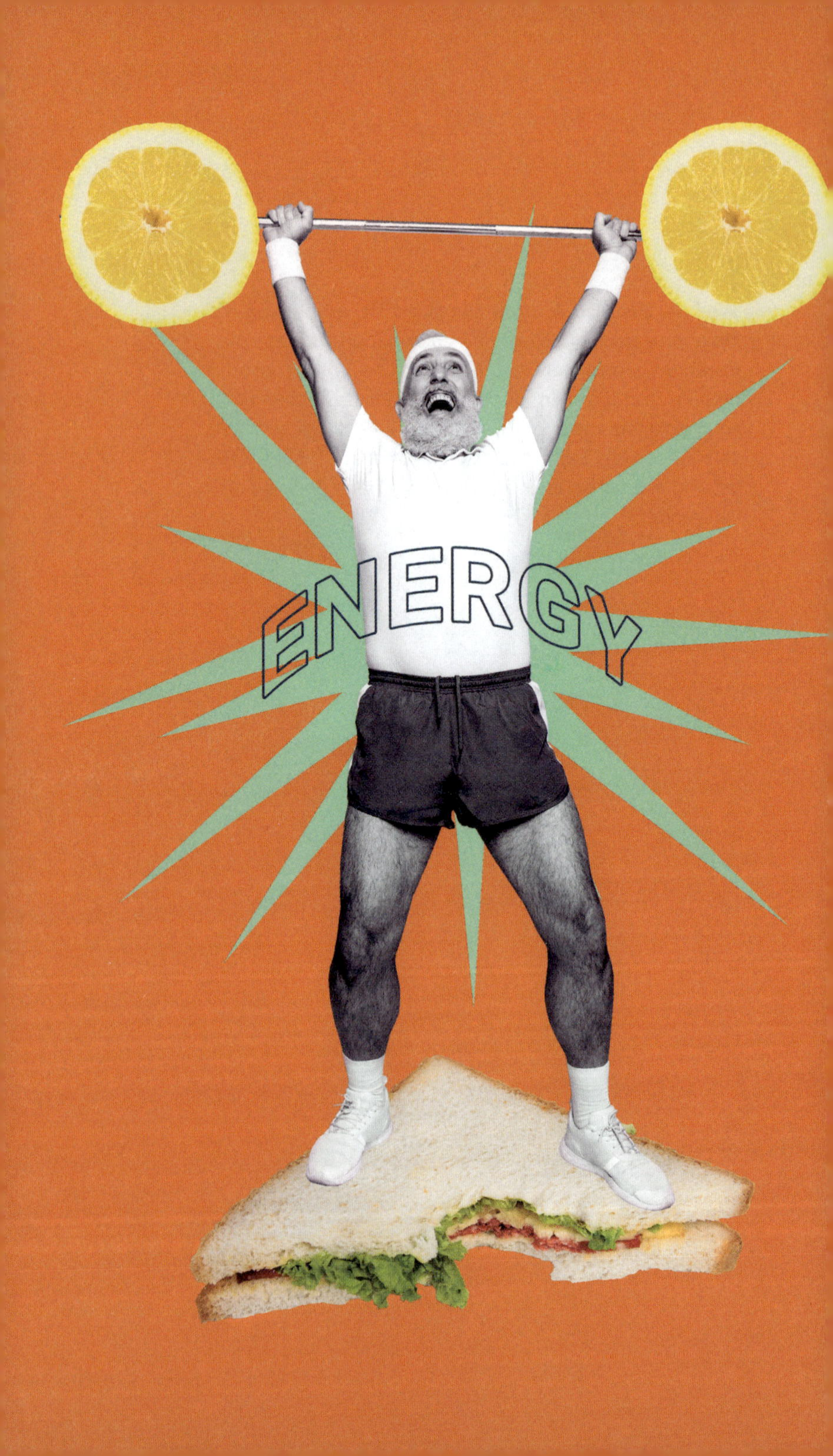
ENERGY

Essen in besonderen Lebensphasen

→ Worauf Schwangere bei der Ernährung achten sollten

→ Wie Senioren ihre Kost optimal anpassen können

→ Müssen Sportler mehr Eiweiß zu sich nehmen?

→ Kann die Ernährung bei Wechseljahresbeschwerden helfen?

26. Gesund essen in der Schwangerschaft

»Komm, Kind, nimm dir noch was. Du musst ja jetzt für zwei essen.« Solche Sätze haben vermutlich viele Schwangere von ihren Müttern oder Schwiegermüttern gehört. Ist aber Quatsch. Laut den aktuellen Empfehlungen der Deutschen Gesellschaft für Ernährung (DGE) sollten Schwangere im 2. Trimester täglich 250 kcal mehr zu sich nehmen und im 3. Trimester 500 kcal. Eine Verdoppelung der Kalorien ist also nicht nötig. Trotzdem sollten schwangere Frauen ein wenig mehr als vorher auf eine gesunde Ernährung achten.

WAS FRAUEN VOR UND WÄHREND DER SCHWANGERSCHAFT BEACHTEN SOLLTEN

Generell sollten sich Frauen, die schwanger werden möchten, ausgewogen und vollwertig ernähren.
Außerdem hat sich gezeigt, dass ein hoher Folsäurespiegel das Risiko für eine Fehlbildung des Nervensystems (Neuralrohr-Defekt, »offener Rücken«) beim Embryo senkt. Daher empfehlen Ärzte eine folsäurereiche Ernährung mit viel grünem Blattgemüse wie Spinat, Mangold oder Grünkohl. Oft verschreiben sie zusätzlich ein Präparat mit 400 µg Folsäure pro Tag. Auch Jod ist wichtig für die Gesundheit des Kindes. Schwangere sollten ihre Jodzufuhr daher im Blick haben und sich von ihrem Gynäkologen beraten lassen. Bei nachgewiesenem Eisenmangel wird der Arzt ein Eisenpräparat empfehlen. Auch eine adäquate Omega-3-Zufuhr und eine ausreichende Vitamin-D-Versorgung sind wichtig.

Was ist mit vegetarischer und veganer Ernährung?

Eine ausgewogene vegetarische Ernährung, die Milchprodukte und Eier umfasst, ist für Schwangere in der Regel unproblematisch. Bei Veganerinnen hingegen kann es zu einem Mikronährstoffmangel kommen, insbesondere von Vitamin B_{12}. Daher wird Schwangeren empfohlen, sich hierzu von ihrem Arzt beraten zu lassen, um die bestmögliche Versorgung sicherzustellen.

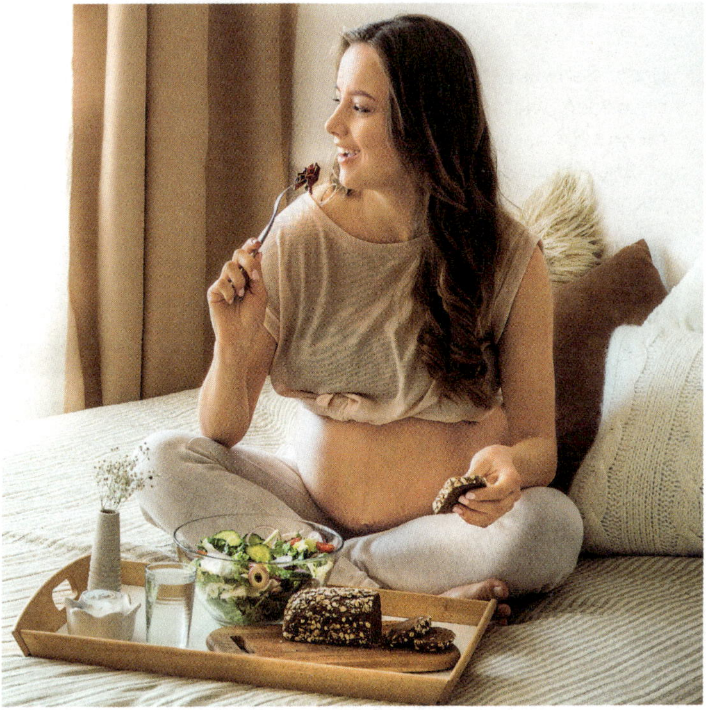

TIPPS FÜR STILLENDE MÜTTER

Abgesehen davon, dass Mütter in den Wochen nach der Geburt meist ein enormes Schlafdefizit anhäufen, ändert sich nicht viel:

Stillende Mütter sollten ...

- weder rauchen noch Alkohol trinken,
- sich ausgewogen und vollwertig ernähren,
- sich so viel wie möglich körperlich betätigen.

Unser Fazit:

In der Schwangerschaft ist eine ausgewogene Ernährung besonders wichtig. Ein gesundes Essverhalten ist nicht nur gut für das heranwachsende Kind, sondern es kann auch einer überproportionalen Körpergewichtszunahme vorbeugen. In einigen Fällen kann diese zu Schwangerschaftsdiabetes und Geburtskomplikationen führen. **Wichtig:** Denken Sie bereits vor Eintreten der Schwangerschaft daran, zusätzlich Folsäure einzunehmen.

27. Die besten Lebensmittel für Kinder und Teens

Laut der letzten Erhebung des Robert-Koch-Instituts (RKI) sind 20 % der 11- bis 13-jährigen Mädchen übergewichtig und 16 % der 14- bis 17-jährigen. Bei den Jungen sind es 21,1 % in der jüngeren Altersgruppe und 18,5 % in der älteren Altersgruppe. Offenbar ernähren sich viele Kinder und Jugendliche nicht so, wie es gut für sie wäre. Sie brauchen von manchem mehr, von manchem aber auch erheblich weniger.

BESSER MEHR DAVON

Bevölkerungsstudien aus Deutschland belegen, von welchen Lebensmitteln die meisten Kinder zu wenig essen:

- Obst und Gemüse
- pflanzliche Lebensmittel mit einem hohen Gehalt an komplexen Kohlenhydraten wie Vollkornprodukte und Kartoffeln
- bei theoretisch ausreichender Versorgung mit Vitaminen und Mineralstoffen zu wenig Eisen und Jod

WENIGER IST MEHR

Darauf sollten Kinder und Jugendliche idealerweise verzichten:

- zuckergesüßte Getränke und andere zuckerhaltige Produkte (Süßigkeiten, Kekse, Kuchen etc.)
- Weißmehlprodukte (Brötchen, Kuchen etc.)

- Fertigpizza und anderes Fast Food
- Chips und andere fett-, salz- und zuckerhaltigen Produkte – also im Prinzip alle hochverarbeiteten Lebensmittel

Unser Fazit:

Da Kinder und Jugendliche noch im Wachstum sind, benötigen sie unbedingt mehr gesunde Fette, Eiweiße, Kohlenhydrate, Vitamine, Mineralien und sekundäre Pflanzenstoffe. Eine vollwertige, pflanzenbasierte Ernährung hilft dabei, den heranwachsenden Körper mit allen wichtigen Nährstoffen zu versorgen. Und wer sich unter der Woche vernünftig ernährt, der kann durchaus auch mal naschen. Eine Ernährung, die auf Verboten basiert, ist häufig kontraproduktiv. Zeigen Sie Ihren Kindern, dass gesundes Kochen und Essen Spaß macht und lecker schmecken kann.

28. Fit bleiben im Alter: So geht's mit der richtigen Ernährung

Rund 30 % der Patienten in deutschen Kliniken sind mangelernährt, in deutschen Pflegeheimen sind es bis zu 25 %. Das liegt unter anderem daran, dass über 65-Jährige, die anfällig für eine Mangelernährung sind, einen großen Teil der Krankenhauspatienten stellen.
Aber warum laufen ältere Menschen Gefahr, nicht ausreichend mit Nährstoffen versorgt zu sein? Das hat damit zu tun, dass der Körper sich im Laufe der Jahre umstellt und andere Bedürfnisse hat – auch was die Ernährung betrifft.

FOLGENDE KÖRPERLICHE VERÄNDERUNGEN SIND IM ALTER UNVERMEIDLICH:

1. Bei Frauen und Männern mittleren Alters macht Wasser etwa 50 beziehungsweise 60 % ihres Körpergewichts aus. Im Alter sinkt dieser Anteil auf 40 bis 50 %. Das hat einige Konsequenzen: Trinken ältere Menschen nur ein bisschen zu wenig, kann das ihre körperliche und geistige Leistungsfähigkeit beeinträchtigen. Ältere Menschen produzieren außerdem weniger Urin. Dadurch werden Stoffe wie Medikamentenrückstände im Körper langsamer ausgeschieden. Deshalb leiden Senioren öfter an Nebenwirkungen und Wechselwirkungen von Medikamenten als Jüngere.
2. Ältere Menschen haben oft einen erhöhten Körperfettanteil, vor allem im Bauchraum. Dies erhöht das Risiko

für Arteriosklerose durch erhöhte Blutfettwerte (vor allem LDL-Cholesterin), Bluthochdruck und Insulinresistenz.

3. Mit zunehmendem Alter kann die Haut weniger Vitamin D aus UV-Licht bilden. Da viele ältere Menschen auch recht wenig Zeit draußen verbringen, entsteht oft ein Vitamin-D-Mangel. Dieser reduziert die Kalziumaufnahme im Darm, was zu Osteoporose und damit zu Knochenbrüchen führen kann.
4. Bereits ab dem 30. Lebensjahr nimmt unsere Muskelmasse ab. Dabei gilt als Faustregel: Der Körper baut kontinuierlich 1 bis 2 % pro Jahr ab, wenn wir nichts für unsere Muskeln tun. Bis zum 75. Lebensjahr können wir so bis zu 40 % unserer ursprünglichen Muskelmasse verlieren. Das hat Folgen:
   - Der Gesamtenergieverbrauch – und damit auch der Energiebedarf – nimmt ab. Bei gleichbleibender Kalorienzufuhr entsteht also Übergewicht.
   - Körperhaltung und -spannung verändern sich, was zu Bewegungseinschränkungen führen kann.
   - Kau- und Zungenmuskeln verlieren an Masse. Kau- und Schluckstörungen sind die Folge, insbesondere bei schlecht sitzenden Zahnprothesen.
   - Herzmuskelgewebe wird abgebaut, Fett und Bindegewebe im Herzen kommen hinzu. Das schwächt die Herzleistung, und es kommt vermehrt zu Herz-Kreislauf-Erkrankungen.
   - Eine geschwächte Beckenbodenmuskulatur erhöht das Risiko für Inkontinenz.

DAS KÖNNEN SENIOREN TUN

TRINKEN, TRINKEN, TRINKEN

Senioren müssen in erster Linie ausreichend trinken, da bei ihnen leicht ein Flüssigkeitsmangel entstehen kann. Der Grund: Ältere Menschen verspüren oft weniger Durst.

AUF MIKRONÄHRSTOFFE ACHTEN

Im Alter führen weniger Appetit und ein geringerer Kalorienbedarf dazu, dass wichtige Vitamine, Mineralien und sekundäre Pflanzenstoffe im Körper fehlen. Daher sollten ältere Menschen besonders darauf achten, keine »leeren« Kalorien zu essen, etwa Weißbrot, Süßigkeiten oder Kuchen aus weißem Mehl. Derartige Nahrungsmittel enthalten zwar viele Kalorien, aber so gut wie keine Mikronährstoffe. Stattdessen sind frisches Obst, Gemüse und Vollkornprodukte wie Vollkornbrot, -reis und -nudeln wichtig.

MUSKELABBAU STOPPEN

Ältere Menschen benötigen mit gut 1 g Eiweiß pro Kilogramm Körpergewicht etwas mehr Eiweiß als Jüngere. Diese Menge lässt sich auch über pflanzliche Lebensmittel wie Hülsenfrüchte und Kartoffeln gewinnen. Eine eiweißreichere Kost allein reicht jedoch nicht, um den Muskelschwund aufzuhalten. Es gibt den schönen Satz »use it or loose it« (zu Deutsch: »Nutze es oder du verlierst es«). Das gilt besonders für unsere Muskeln. Eine eiweißreiche Kost muss deshalb Hand in Hand gehen mit ausreichend körperlicher Bewegung und gezielter Stärkung der Muskulatur. Die Weltgesundheitsorganisation (WHO) empfiehlt ein Mindestpensum von 150 Minuten Ausdauersport (Walken,

Joggen, Schwimmen, Radfahren) pro Woche sowie zweimal wöchentlich 15 Minuten Krafttraining. Das bedeutet aber nicht zwingend, dass jeder Senior einen Marathon laufen oder ein Fitnessstudio besuchen muss. Unter Berücksichtigung individueller Einschränkungen können viele Übungen in den Alltag eingebaut werden: die Treppe nehmen statt den Fahrstuhl, radeln statt Auto fahren oder Gartenarbeit. Es gibt viele Möglichkeiten, sich auch im Alter fit zu halten. Kommen körperliche Übungen wie Planking, Kniebeugen und Stuhl-Yoga hinzu, macht eine ältere Person bereits sehr viel richtig.

VITAMIN D ZUFÜHREN

Jeder Zweite über 65 Jahre hat zu wenig Vitamin D im Blut. Eine erschreckende Erkenntnis, da das Vitamin besonders wichtig ist für die Knochengesundheit. Ein Defizit über die Nahrung auszugleichen ist zwar möglich, aber wer will schon täglich 100 g Matjeshering oder Räucheraal essen? Sehr viele Mediziner verschreiben ihren Patienten daher Vitamin D in Tablettenform. Nach neueren Leitlinien wird Menschen ab 75 pauschal empfohlen, zusätzlich Vitamin D einzunehmen.

VITAMIN B_{12} IM BLICK BEHALTEN

Laut der Augsburger KORA-Age-Studie hat etwa jeder vierte Mensch über 65 Jahre einen Vitamin-B_{12}-Mangel. Dieses Defizit erhöht das Risiko für Alzheimer-Demenz. Gerade Ältere, die wenig Fleisch, Fisch und Milchprodukte zu sich nehmen, sind gefährdet. Sprechen Sie das Thema am besten bei Ihrem Arzt an und lassen Sie bei Verdacht eines Vitamin-B_{12}-Mangels eine entsprechende Blutuntersuchung durchführen.

Unser Fazit:

Wer denkt, dass eine Ernährungsumstellung im Alter nichts mehr bringt, ist auf dem Holzweg. Mit der richtigen Ernährung lassen sich auch in späteren Lebensjahren viele positive Effekte auf die Gesundheit erzielen. Während in jüngeren Jahren im Vordergrund steht, Übergewicht und Adipositas zu verhindern, ist dies im Alter eher andersherum: Ab dem 65. Lebensjahr sollte eine Mangelernährung vermieden werden, da diese das Leben verkürzen kann und mit zahlreichen Ereignissen wie Stürzen und einer erhöhten Infektneigung verbunden ist.

Wichtig: Eine Mangelernährung abzuwenden ist hochgradig individuell. Bei einem sitzt die Zahnprothese nicht, der andere leidet wiederum an Geschmacks- oder Schluckstörungen, bei einer dritten Person besteht eine chronische Erkrankung oder Depression. Dies sind alles Dinge, die das Auftreten einer Mangelernährung begünstigen, daher muss sie immer auf den Einzelfall abgestimmt behandelt werden.

29. Ernährung für sportlich Aktive

Die Beantwortung dieser Frage würde mindestens ein ganzes Buch füllen. Schließlich reicht die Bandbreite vom Hobbysportler, der ab und zu seine Joggingrunde dreht und gelegentlich Gewichte stemmt, über Leistungssportler, die für ihren nächsten Wettkampf trainieren, bis hin zu Elitesportlern mit einer ganzen Armada an Medizinern und Ernährungsfachleuten. Halten wir es einfach und beziehen uns auf den Hobbysportler.

DER KALORIENVERBRAUCH

Die optimale Zusammensetzung der Nahrung für Sportler sollte täglich zu

- 55 bis 60 % aus Kohlenhydraten,
- 25 bis 30 % aus Fetten und
- 10 bis 15 % aus Eiweiß

bestehen.
Sportler verbrauchen je nach Sportart, Intensität und Dauer der Anstrengung mehr Energie. Dieses Plus an Energie müssen sie durch eine erhöhte Kalorienaufnahme kompensieren. Der durchschnittliche Hobbysportler aber benötigt nicht mehr als 250 bis 500 kcal zusätzlich pro Tag.

BRAUCHEN SPORTLER MEHR EIWEISS?

Dem Durchschnittsbürger werden 0,8 g Eiweiß pro Kilogramm Körpergewicht empfohlen, Senioren sogar 1 g pro Kilogramm Körpergewicht. Beim Hobbysportler kann der Bedarf – abhän-

gig von der Sportart – auf zirka 1,2 bis 1,4 g pro Kilogramm Körpergewicht ansteigen.
Zu teurem Proteinpulver und Eiweißsnacks braucht dennoch keiner zu greifen. Angenommen, unser Hobbysportler wiegt 80 kg, so müsste er 96 bis 112 g Eiweiß pro Tag zu sich nehmen. Diese Werte werden bei den meisten von uns über die Nahrung locker erreicht oder sogar überschritten. Merke: **Wer deutlich mehr Eiweiß zum Beispiel in Form von Eiweißshakes konsumiert, wird damit nicht mehr oder schneller Muskeln aufbauen.** Das nicht benötigte – und teure – Eiweiß wird über Nieren und Harn einfach ausgeschieden.
Eine Ausnahme könnte die Supplementierung mit **Leucin** oder **Kreatin** sein. Für beide Nahrungsergänzungsmittel gibt es Hinweise, dass sie sich auch im Freizeitsportbereich positiv auf die Muskelkraft und Ausdauerfähigkeit auswirken können.

WIE SIEHT'S AUS MIT VITAMINEN UND MINERALIEN?

Auch hier gilt: Wer eine ausgewogene und vollwertige pflanzenbasierte Kost zu sich nimmt, benötigt keine zusätzlichen Vitamine und Mineralien. Das setzt allerdings voraus, dass Hobbysportler den Flüssigkeitsverlust durchs Schwitzen zügig mit natriumreichem Mineralwasser oder anderen mineralienhaltigen Getränken wie Saftschorlen (ein Drittel Saftanteil) ausgleichen. Denn: Mit dem Schweiß gehen Kalium, Magnesium, Kalzium, Jod und Eisen verloren.

Unser Fazit:

Hobbysportler benötigen prinzipiell keine spezielle Ernährung. Eine ausgewogene und vollwertige pflanzenbasierte Kost reicht völlig aus. Um eine optimale Versorgung mit Eiweiß zu gewährleisten, spielt nicht nur die Menge des Eiweißes aus der Nahrung eine Rolle, sondern auch seine biologische Wertigkeit – also der Anteil, der dem Körper zum Aufbau von Muskelmasse zur Verfügung steht. Ein kleiner Tipp: Die biologische Wertigkeit kann durch spezifische Kombinationen von Lebensmitteln erhöht werden, zum Beispiel:

- Kartoffel + Ei
- Mais + Bohnen
- Reis + Linsen

Wenn Sie in den Leistungs- oder Hochleistungsbereich tendieren, sollten Sie einen Ernährungsmediziner um Rat fragen. Er wird Sie beraten, ob in Ihrem Fall weitere ernährungsbasierte Maßnahmen erforderlich sind, um optimale Leistungsfähigkeit und Regeneration zu erreichen.

30. Gut essen während der Wechseljahre

Rund ein Drittel aller Frauen in der Menopause klagt über hormonell bedingte Beschwerden wie Hitzewallungen, Schweißausbrüche, Schlafprobleme und Stimmungsschwankungen. Darüber hinaus steigt in der Menopause das Risiko für Herz-Kreislauf-Erkrankungen sprunghaft an. Die Frauen schließen in nur wenigen Jahren zu den Männern auf, sodass am Ende der Menopause beide Geschlechter ein ähnlich hohes Herz-Kreislauf-Risiko haben.

KANN DIE RICHTIGE ERNÄHRUNG HELFEN?

Neben einer vollwertigen pflanzenbasierten Ernährung und der Vorbeugung von Adipositas können Frauen in der Menopause folgende Maßnahmen beherzigen:

1. Nach den Wechseljahren steigt das Osteoporose-Risiko stark an. Daher sollte besonders die Kalzium- als auch Vitamin-D-Aufnahme ausreichend sein. Abgesehen von Milchprodukten sind für Frauen in der Menopause kalziumreiche Mineralwässer, Grünkohl, Brokkoli, Fenchel, Rucola und Spinat als Kalziumlieferanten relevant. Bei eingeschränkter Sonneneinstrahlung, also zwischen Oktober und März, kann die zusätzliche Gabe von Vitamin D in vielen Fällen sinnvoll sein.
2. Lebensmittel wie Soja, Leinsamen und Vollkornprodukte enthalten natürliche Hormone, sogenannte Phytoöstrogene. Studien zufolge können diese die

Wechseljahrsbeschwerden zumindest geringfügig lindern.

3. Das Gleiche gilt für eine Ernährung mit vielen Omega-3-Fettsäuren (fettreiche Fische, Nüsse, Samen).
4. Häufig tritt mit den Wechseljahren chronische Verstopfung auf. Hier kann eine ballaststoffreiche Ernährung förderlich sein. Auch helfen in der Regel Weizenkleie, Akazienfasern und Flohsamen recht gut, sodass nicht jede Verstopfung gleich mit Medikamenten behandelt werden muss.

Unser Fazit:

Die mediterrane Ernährung ist für Frauen in den Wechseljahren optimal. Sie lässt sich meist gut umsetzen und bietet zahlreiche gesundheitliche Vorteile, zum Beispiel reduziert sie die Risiken für Erkrankungen des Herz-Kreislauf-Systems. Sie enthält zudem viele Ballaststoffe, sodass auch die Verdauung stimuliert wird und wechseljahresbezogene Verstopfungsbeschwerden verbessert werden. Auch wirkt sich diese Ernährungsweise positiv auf Depressionen aus, welche gehäuft in der Menopause auftreten.

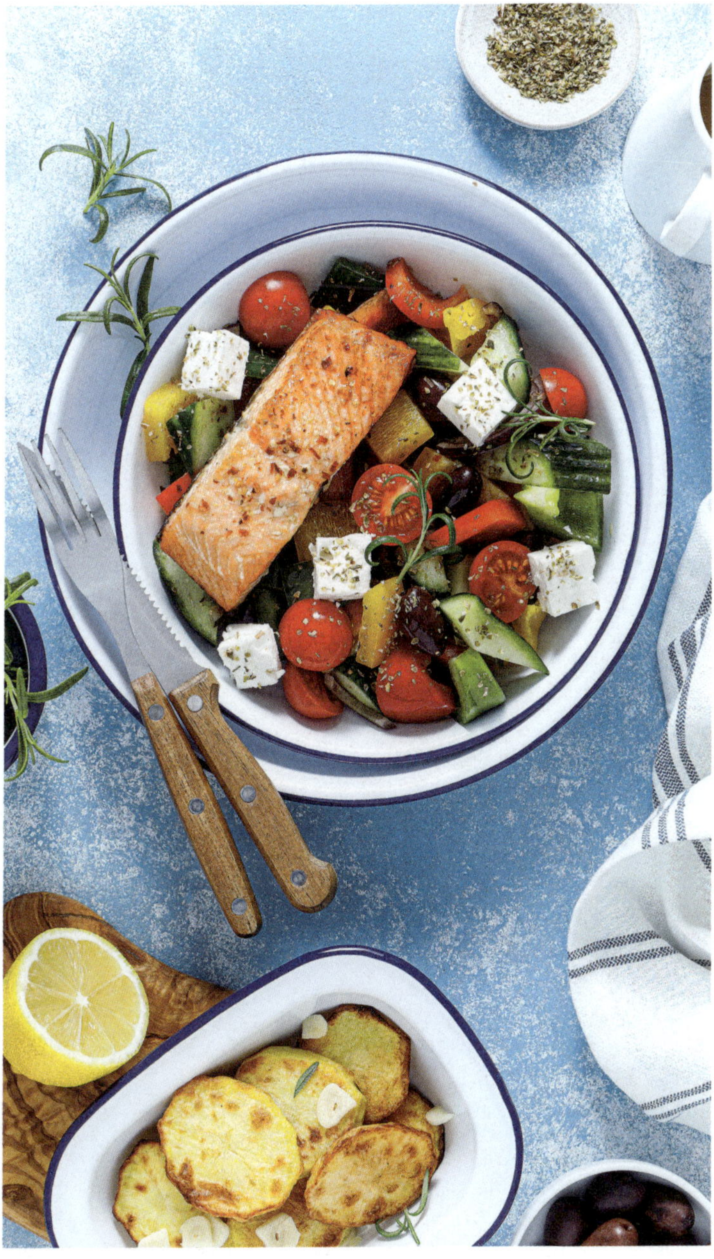

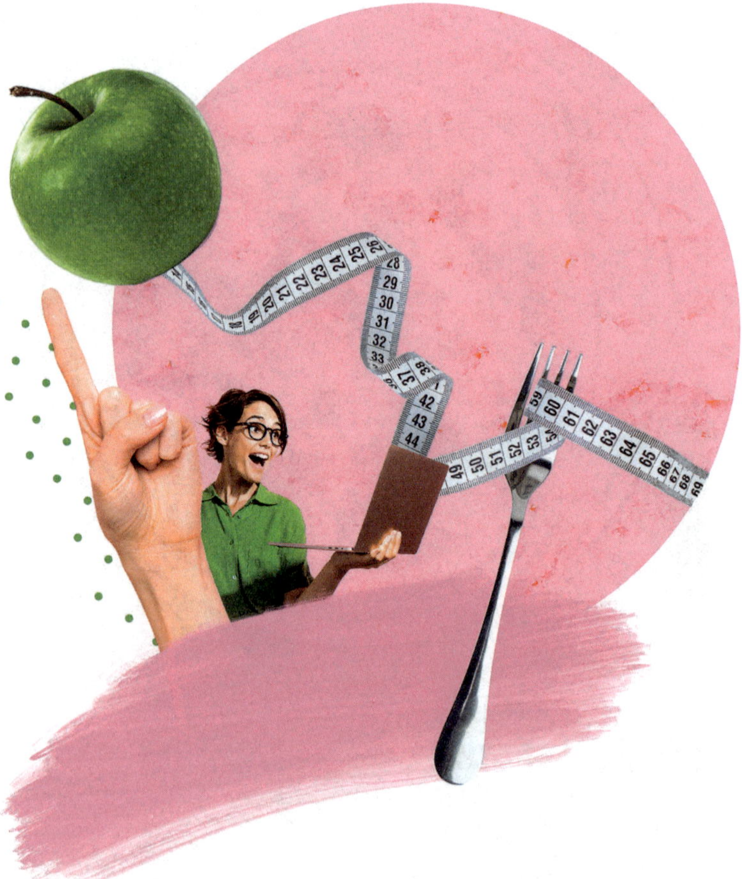

Abnehmen – aber richtig

→ Wie funktioniert der Jo-Jo-Effekt?

→ So vermeiden Sie Heißhungerattacken

→ Kann ich mit Light-Produkten Gewicht verlieren?

→ Macht Weizen wirklich dick?

31. Was ist der Jo-Jo-Effekt und wie vermeiden wir ihn?

Durch strenge, unkontrollierte Crashdiäten und Radikalkuren mit sehr niedriger Energiezufuhr lässt sich schnell Gewicht verlieren. Der große Nachteil: Es dauert meistens nur wenige Wochen, bis das alte Gewicht – oder sogar mehr – wieder auf den Hüften ist. Dann spricht man vom Jo-Jo-Effekt. Aber wie kommt der eigentlich zustande? Und was passiert da genau?

DER KÖRPER SCHALTET AUF SPARFLAMME

Bei vielen Diäten und Figur-Programmen, die eine schnelle Gewichtsreduktion versprechen, wird lediglich die Menge der zugeführten Kilokalorien enorm reduziert. Der Organismus greift zunächst auf seine Energiereserven zurück und mobilisiert die schnell verfügbaren Kohlenhydrat- und Eiweißdepots. Erst wenn die Kohlenhydratreserven aufgebraucht sind, werden die Fettpolster verstärkt mobilisiert. Der Abbau von Eiweiß schreitet aber fort, sodass bei einer stark energiereduzierten Diät verhältnismäßig viel Körpereiweiß, also auch Muskeln, verloren geht. Durch diesen Verlust an Muskelmasse sinkt auch der Grundumsatz. Das heißt: Der Körper benötigt jetzt weniger Energie, um all seine Funktionen aufrechtzuhalten. Er läuft gewissermaßen auf »Sparflamme«. Für eine ausgewogene Energiebilanz benötigt der Organismus nun **weniger Nahrung als vor der Reduktionsdiät**. Neuere Daten weisen darauf hin, dass auch das **Darmmikrobiom** eine wesentliche Bedeutung für den Jo-Jo-Effekt hat. So werden unter einer Diät bestimmte sekundäre Pflanzenstoffe vermehrt vom Mikrobiom genutzt und stehen unserem Körper

nur noch in geringerer Menge zur Verfügung. Diese sekundären Pflanzenstoffe sind allerdings für die Aktivität des energieverbrauchenden braunen Fettgewebes verantwortlich. Ergo: Es reduziert sich unser Energieumsatz.
Wenn man so rasch abnimmt, passt sich auch der Hormonhaushalt an. Das führt dazu, dass der Appetit größer wird und das Sättigungsgefühl abnimmt. So ist es schwieriger, weiter abzunehmen oder das niedrigere Gewicht auf Dauer zu halten.

FETT WIRD SCHNELLER GESPEICHERT

Diese Umstellung, die der Körper während einer Crashdiät durchlebt, hat Folgen: Der Organismus speichert nach dem Abnehmprogramm schneller Fett als zuvor für »schlechte Zeiten«, während der Energiebedarf weiterhin niedrig bleibt. Wer dann wieder ganz normal isst, nimmt oft mehr zu als zuvor. Es entsteht ein Kreislauf von Hungern, Abnehmen, normalem Essen und Zunehmen.

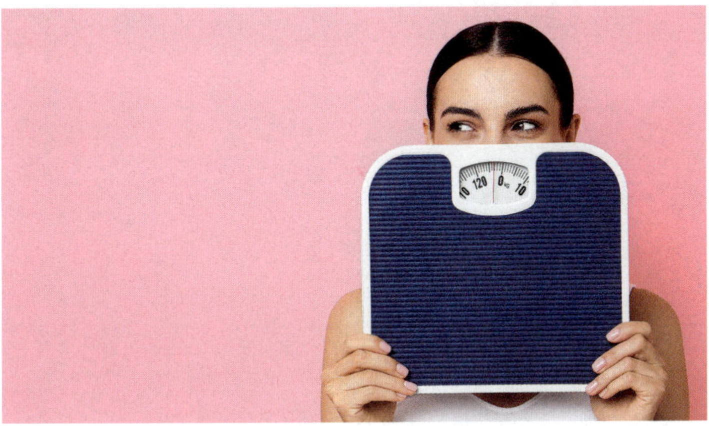

Unser Fazit:

Radikalkuren mit einer täglichen Kalorienzufuhr von unter 1.200 kcal bei Frauen und 1.500 kcal bei Männern sind nicht zu empfehlen und wenig erfolgversprechend. Sie bringen meist nichts außer dem Jo-Jo-Effekt und einer großen Menge Frust. Es gibt aber Situationen, in denen eine schnelle Gewichtsreduktion vonnöten ist. Zum Beispiel dann, wenn Folgeerkrankungen einer Adipositas drohen oder eine einfache Ernährungsumstellung und erhöhte körperliche Aktivität bislang zu keinem Abnehmerfolg führten.

In solchen Fällen kann eine Formula-Diät angebracht und hilfreich sein. Diese Ernährungsform kann ein rasches, aber gesundes Abnehmen fördern: Mahlzeiten werden durch ausgewogene, proteinreiche Shakes ersetzt. Im Gegensatz zu einer unkontrollierten, drastischen Kalorienreduktion sorgt das genau definierte Nährstoffprofil dafür, dass Unterversorgung, hoher Muskelverlust und der Jo-Jo-Effekt vermieden werden. Zusätzlich werden professionelle Abnehmprogramme ärztlich begleitet und durch Sport sowie psychologische Unterstützung in einem umfassenden Therapieplan ergänzt.

32. Abnehmen per App: Was digitale Programme bringen

Digitale Abnehmprogramme in Form von Apps sollen dem Nutzer helfen, Gewicht zu verlieren. Sie bieten einfache Ernährungspläne, Bewegungsanleitungen und Erinnerungen, die auf dem Smartphone erscheinen.

MIT DER APP MEHR ABNEHMEN

Die App passt Vorschläge automatisch an die Angaben des Nutzers an – zum Beispiel Alter, Gewicht oder Aktivität. Studien zeigen, dass App-User, die ein Abnehmprogramm nutzen, im Durchschnitt 2 bis 3 Kilo mehr Gewicht verlieren und seltener zum alten Gewicht zurückkehren als diejenigen ohne App-Unterstützung. Ein großer Vorteil ist, dass der Nutzer Anleitungen und Rezepte jederzeit abrufen kann, ohne feste Termine wahrnehmen zu müssen. Und: Wer eine solche App mindestens zweimal pro Woche nutzt, gibt weniger häufig die Diät auf, wie Untersuchungen belegen. Wichtig ist, dass die Inhalte dieser Apps auf anerkannten ernährungs- und verhaltenswissenschaftlichen Regeln basieren und regelmäßig überprüft werden.
Im Unterschied zu Abnehm-Apps, die meist nur Kalorien zählen und Motivationstipps per Push-Benachrichtigung liefern, erfüllen verschreibungsfähige Gesundheitsanwendungen strenge Anforderungen: Sie sind medizinisch geprüft, werden von Ärzten verordnet und von den Krankenkassen erstattet. In Studien zeigen verschiedene digitale Therapieanwendungen bei Adipositas gute Erfolge, die teils über den Ergebnissen einfacher klinischer Ernährungsinterventionen liegen.

Unser Fazit:

Digitale Abnehmprogramme per App können in vielen Fällen bei der Gewichtsabnahme unterstützen. Sie funktionieren am besten, wenn die Anwender sie regelmäßig nutzen und bei Bedarf zusätzliche Beratung hinzuziehen.

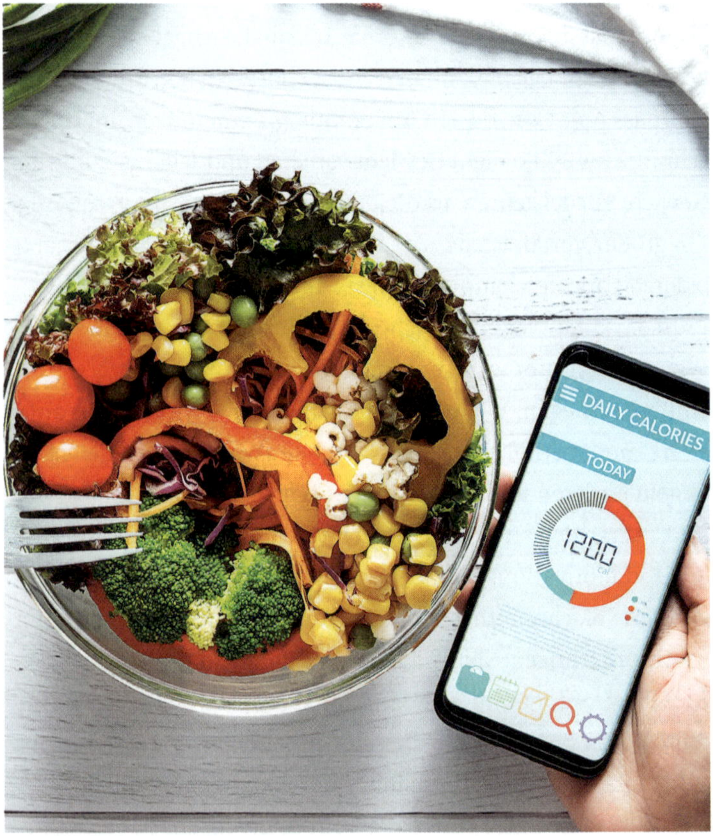

33. Wie vermeiden wir Heißhunger-attacken?

Kennen Sie das Gefühl, wenn plötzlich dieses unwiderstehliche Verlangen nach Schokolade, Pommes oder Chips aufkommt – und es ist nicht einfach nur Hunger? Heißhunger fühlt sich an, als würde unser Körper auf Knopfdruck »Jetzt sofort!« rufen. Aber was steckt wirklich dahinter?

DER UNTERSCHIED: ECHTER HUNGER VS. HEISSHUNGER

Echter Hunger macht sich langsam bemerkbar, mit leichtem Magengrummeln oder einem Brummen im Kopf. Unser Stoffwechsel signalisiert uns, dass Energie fehlt. Heißhunger hingegen überrollt uns blitzartig und richtet sich oft genau auf besonders kalorienreiche Lebensmittel. Hier geht es nicht um ein Defizit, sondern um ein starkes Verlangen nach rascher Belohnung.

WODURCH WIRD HEISSHUNGER AUSGELÖST?

Nachdem wir eine Süßigkeit genascht oder eine kohlenhydratlastige Mahlzeit gegessen haben, kann der Zuckerspiegel schnell absinken. Das Gehirn fordert Nachschub – und wir greifen instinktiv zu dem, was am schnellsten wirkt: Zucker und Fett. Auch tragen hormonelle Signale zu Heißhungerattacken bei. Ghrelin, das »Hungerhormon«, schießt nach oben, während Leptin, der Sättigungshüter, an Wirkung verliert. Unter Druck oder bei Ärger steigt zudem das Stresshormon Cortisol an, das unseren Appetit auf »Comfort Food« ankurbelt. **Wichtig:** Wer zu wenig schläft, produziert mehr Ghrelin und weniger Leptin. Heißhungerattacken werden so wahrscheinlicher.

HEISSHUNGERIMPULSE STOPPEN

Setzen Sie auf ballaststoffreiche Lebensmittel und Eiweiß (zum Beispiel Vollkornbrot mit Hüttenkäse). Das hilft, Ihren Blutzucker im Lot zu halten. Kurze Entspannungsübungen, Atempausen oder ein Spaziergang unterstützen dabei, Ihr Cortisol-Level in Schach zu halten und Stress zu reduzieren. Darüber hinaus stabilisiert erholsamer Schlaf die Hunger- und Sättigungshormone.

Unser Fazit:

Heißhungerattacken sind lästig und behindern unser Bestreben abzunehmen. Wenn sie kommen, probieren Sie es mit einem Glas Wasser, einem kurzen Telefonat oder Dehnübungen. Diese Dinge können Sie ablenken und lassen Sie die Phase der Heißhungerattacke überstehen. Halten Sie gesunde Snacks wie Nüsse, Rohkost oder Obst griffbereit, um eine Alternative zu haben. **Wichtig:** Sollten Sie permanent unter Heißhungerattacken leiden und es dabei auch regelmäßig zu Schweißausbrüchen, beschleunigtem Herzschlag und Schwindel kommen, lassen Sie diese Symptome unbedingt von Ihrem Arzt abklären. In seltenen Fällen können Stoffwechselstörungen oder andere Erkrankungen hinter dem Symptom Heißhunger stehen.

34. Wie bauen wir Muskeln auf und verlieren gleichzeitig Fett?

Fettabbau bei gleichzeitigem Muskelaufbau – ein Szenario, das sich viele von uns für ihren Körper wünschen. Der Fachbegriff dafür heißt Rekomposition und kommt aus der Sportwissenschaft. Tatsächlich erreichen wir dieses Ziel, indem wir verschiedene Maßnahmen kombinieren:

1. **Mehr Eiweiß, weniger Kalorien**
   Basis für einen erfolgreichen Fettabbau bei gleichzeitigem Muskelaufbau ist eine gesunde und vollwertige Ernährung. Um diesen Vorgang zu beschleunigen, dürfen Sie etwas mehr Eiweiß als üblich zu sich nehmen, zum Beispiel 2 g pro Kilogramm Körpergewicht. Wie viel Eiweiß Sie täglich benötigen, lesen Sie **in Kapitel 8 auf Seite 51**. Hintergrund: Beim Abbau von Nahrungseiweiß wird mehr Energie verbraucht als beim Abbau von Kohlenhydraten. So verbrennen Sie mehr Kalorien und stellen gleichzeitig Baumaterial für den gewünschten Muskelaufbau bereit. Insgesamt sollten Sie eine etwas geringere Kalorienmenge als üblich zu sich nehmen, sonst funktioniert die Rekomposition nicht oder weniger gut.
2. **Ausdauersport mit Kraftsport verbinden**
   Trainieren Sie Ihre Ausdauer bei zirka 60 bis 70 % Ihrer maximalen Herzfrequenz (siehe Kasten auf der nächsten Seite), greift der Körper auf Fettreserven zurück. Der Kraftsport hat dagegen ein anderes Ziel: Er soll das Muskelwachstum anregen.

So ermitteln Sie Ihre optimale Trainingsherzfrequenz:

Trainieren Sie in allen Sportarten mit höchstens 60 bis 70 % Ihrer maximalen Herzfrequenz (HFmax). Bitten Sie Ihren Arzt, Ihre persönliche maximale Herzfrequenz für Sie zu ermitteln. Verwenden Sie alternativ folgende Formeln:

Frauen: HFmax = 226 - Lebensalter
Männer: HFmax = 223 - (0,9 x Lebensalter)

Den Wert, den Sie dabei ermitteln, multiplizieren Sie mit 0,6 (entsprechend 60 % Ihrer HFmax) oder 0,7 (70 % HFmax).

Unser Fazit:

Erwarten Sie bei dem Versuch, Fett ab- und Muskeln aufzubauen, keine Wunder. Der Vorgang benötigt mehrere Wochen Zeit und verlangt Disziplin. Schlafen Sie täglich mindestens 7 Stunden. Es hat sich gezeigt, dass der Körper bei weniger Schlaf vermehrt das Hormon Ghrelin produziert, das unseren Hunger anregt und deshalb beim Abbau von Körperfett wenig hilfreich ist. Auch wichtig: Während der Umbau des Körpers bei stark Untrainierten verhältnismäßig schnell geht, benötigen sportlich Aktive länger für sichtbare Erfolge.

35. Helfen Light-Produkte beim Abnehmen?

Es klingt plausibel: Durch zuckerfreie Limonaden, Kekse und fettarme Produkte wie Light-Käse und -Milch nehmen wir weniger Kalorien zu uns. Das müsste beim Abnehmen helfen. Aber so einfach ist es nicht. Das sind die Gründe:

- Viele Menschen neigen dazu, von Light-Produkten mehr zu essen, da sie als »gesünder« wahrgenommen werden. Dieses Phänomen wird scherzhaft als »Lizenz zum Essen« bezeichnet. Sie essen dann zum Beispiel zwei Light-Joghurts statt einen mit normalem Fettgehalt und nehmen sogar mehr Kalorien zu sich.
- Die Artikel sind oft hochverarbeitet und enthalten Zusatzstoffe, um Geschmack und Textur zu verbessern. Diese können sich negativ auf die Darmgesundheit und den Stoffwechsel auswirken.
- Die künstlichen Süßstoffe, die in Light-Produkten häufig verwendet werden, enthalten zwar keine Kalorien, sie können aber unseren Blutzuckerspiegel ansteigen lassen. Das führt dazu, dass der Körper Insulin ausschüttet, was wiederum Heißhungerattacken und zusätzliche Nahrungsaufnahme auslösen kann.

ERHÖHTES KRANKHEITSRISIKO

In einer französischen Bevölkerungsstudie (NutriNet-Santé, 2009–2021) mit rund 103.000 Teilnehmern zeigte sich, dass diejenigen, die hohe Mengen an künstlichen Süßstoffen wie

Aspartam und Acesulfam-K zu sich nahmen, ein um 13 % erhöhtes Krebsrisiko hatten. Bei Brustkrebs betrug die Risikoerhöhung sogar 22 %.
Auch der Effekt von Zuckerersatzstoffen auf die Herz-Kreislauf-Gesundheit wurde untersucht. Dabei fanden die Wissenschaftler in dieser Studie und weiteren Untersuchungen heraus: Studienteilnehmer, die regelmäßig künstlich gesüßte Getränke konsumierten, hatten ein erhöhtes Risiko für Bluthochdruck, Diabetes mellitus Typ 2, Fettstoffwechselstörungen und Schäden an den Blutgefäßen des Gehirns. Aber: Die Studie zeigt nur einen **Zusammenhang**. Es lässt sich nicht eindeutig sagen, dass die Süßstoffe die Krebsarten tatsächlich **verursachen**. Die beobachteten Effekte beruhen außerdem auf Selbstauskünften der Teilnehmer zu ihrem Verzehrverhalten von solchen Getränken. Das kann mitunter ungenau sein.

Unser Fazit:

Es spricht nichts dagegen, wenn Sie ab und zu mal eine Light-Limo oder einen Diät-Joghurt essen. Wie bei vielem in der Ernährung gilt auch hier: Die Dosis macht das Gift. Wer Light-Produkte allerdings verzehrt, um Gewicht zu verlieren, wird damit vermutlich keinen Erfolg haben.

36. Hilft Apfelessig dabei, Kilos loszuwerden?

Wir stecken gerade wieder in einer Phase des »Apfelessig-Hypes«, wie wir sie in den 1980- und 1990er-Jahren schon einmal erlebt haben. Viele erhoffen sich mit einem kleinen Gläschen Apfelessig am Tag, Gewicht zu verlieren.

WAS SAGT DIE WISSENSCHAFT DAZU?

Es gibt eine ganze Reihe kleiner Studien mit meist weniger als 100 Teilnehmern. Schauen wir uns eine solche Untersuchung von 2018 an. 39 Teilnehmer wurden in zwei Gruppen aufgeteilt:

- Gruppe 1 erhielt 250 kcal weniger Kalorien und 30 ml Apfelessig.
  Bei Gruppe 2 wurde bezüglich der Ernährung nichts geändert.

Als die Forscher die Daten nach 12 Wochen analysierten, fanden sie folgende Effekte in der Apfelessig-Gruppe (Gruppe 1):

- Die Teilnehmer hatten weniger Appetit.
- Sie verloren an Körpergewicht (Body-Mass-Index und Hüftumfang).
- Das Gesamtcholesterin im Blut sowie die Triglycerid-Werte waren gefallen.
- Das Level des »guten« HDL-Cholesterins war gestiegen.

Allerdings wurde in der Apfelessig-Gruppe (Gruppe 1) auch die Kalorienzufuhr eingeschränkt. Wir können deshalb nicht mit Sicherheit sagen, dass der Apfelessig diese Effekte ausgelöst hat.

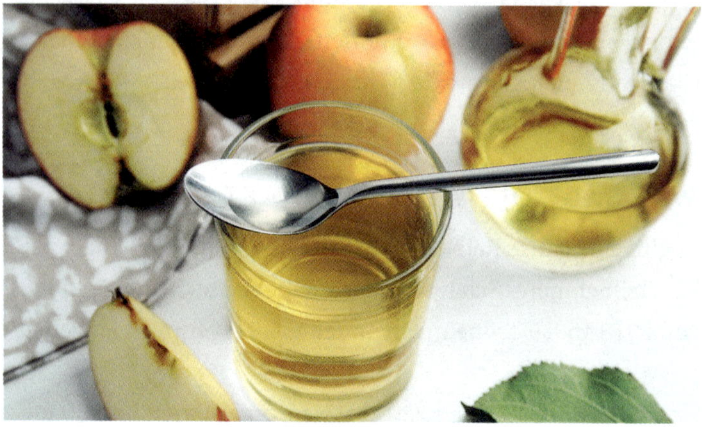

Unser Fazit:

Bisherige Studien erlauben keine endgültige Einschätzung. Aber es gibt Hinweise darauf, dass ein Gläschen Apfelessig, in regelmäßigen Abständen eingenommen, das Körpergewicht zumindest ein wenig reduziert. Aufgrund der unklaren Studienlage und der insgesamt nur geringen Effekte auf den Stoffwechsel können wir die regelmäßige Anwendung nicht empfehlen.
Kleiner Tipp, wenn Sie es trotzdem probieren wollen: Apfelessig ist verdammt sauer. Um Ihren Zahnschmelz zu schützen, sollten Sie den Essig besser mit Wasser verdünnen.

37. Macht Weizen tatsächlich eine Wampe?

Weizen hat heutzutage einen sehr schlechten Ruf. Mehr als ein Fünftel der Deutschen versucht, möglichst auf Weizen zu verzichten. Viele tun das in dem Glauben, Weizen nicht zu vertragen, oder weil sie denken, Weizen mache dick. Ist da was dran?

VERZICHT AUF WEIZEN OFT UNNÖTIG

Weizen enthält – wie viele andere Getreidesorten auch – das Klebereiweiß Gluten. Es hält den Teig in Brot und Gebäck elastisch und gleichzeitig stabil. Einige Menschen reagieren auf das Getreide allergisch und dürfen Weizen daher nicht zu sich nehmen. Allerdings machen diese Personen lediglich 0,5 % der Bevölkerung aus. Dann kommen noch diejenigen hinzu, die an Zöliakie erkrankt sind (1 bis 2 % der Bevölkerung). Sie leiden an einer chronischen Entzündung der Dünndarmschleimhaut, die durch Gluten ausgelöst wurde.

WAS IST MIT DEN WEIZEN-SENSITIVEN?

Schätzungen zufolge leiden 7 % der Bevölkerung unter einer **Nicht-Zöliakie-Weizensensitivität** (kurz: NZWS). Dabei handelt es sich um eine **Unverträglichkeit** von Weizen, **ohne dass eine Zöliakie oder eine Weizenallergie vorliegt**. Die Symptome von Betroffenen nach einem Verzehr von Weizen sind Blähungen, Bauchschmerzen, Durchfall, Übelkeit und Sodbrennen. Lassen Erkrankte Weizenmehlprodukte weg, verbessern sich ihre Beschwerden schon innerhalb weniger Tage.

Die **Weizenallergie** wird durch **spezifische Allergene** im Weizen ausgelöst, wohingegen **Zöliakie** durch die **Aufnahme von Gluten** und im Speziellen von **Gliadin** hervorgerufen wird. Der Auslöser für Nicht-Zöliakie-Weizensensitivität ist bislang nicht eindeutig identifiziert. Neben dem Gluten werden auch andere Weizenproteine wie die Amylase-Trypsin-Inhibitoren (ATI) damit in Verbindung gebracht. Hierbei handelt es sich um Proteine, die den Weizen vor Schädlingen schützen, indem sie den Verdauungstrakt der Insekten lähmen. Das tun sie aber leider nicht nur bei Insekten, sondern auch bei uns. ATI verändern also das Darmmikrobiom, was einige Symptome erklären könnte. Im Verdacht stehen auch sogenannte FODMAPS (fermentierbare Oligo-, Di-, Monosaccharide und Polyole), also unterschiedliche Zuckermoleküle, die im Weizen enthalten sind. Der Körper nimmt sie nur sehr langsam über den Dünndarm auf. Übersteigt die Aufnahme dieser FODMAPs ihre Transportkapazität im Dünndarm, werden die Zucker von Bakterien verdaut. Durch den damit verbundenen bakteriellen Stoffwechsel entstehen Gase, die die Darmwand dehnen, Bauchschmerzen verursachen und gelegentlich Durchfall auslösen.

FÜHRT WEIZEN ZU EINER GEWICHTS-ZUNAHME?

Weizen ist ein energiereiches Getreide, das viele Kohlenhydrate enthält. Zudem erhöhen Weizenmehlprodukte den Blutzuckerspiegel, gerade wenn es sich nicht um Vollkornprodukte handelt. Zusammengenommen kann das bei einem hohen Weizenkonsum durchaus eine Gewichtszunahme begünstigen.

Unser Fazit:

Wenn Sie bereits an Übergewicht oder Adipositas leiden, bietet es sich an, weniger Weizenmehlprodukte zu essen – insbesondere dann, wenn es keine Vollkornprodukte sind. Was wir nicht unterstützen können, ist, wenn Menschen Weizen nur vermeiden, weil sie glauben, dass er per se ungesund ist. Laut einer Studie steigt das Risiko für Diabetes mellitus Typ 2, wenn auf glutenhaltige Lebensmittel verzichtet wird. Das unterstreicht, dass Weizenmehlprodukte unter Umständen auch positive Effekte auf unsere Gesundheit haben können.
Sollten Sie Weizen nicht vertragen und eventuell bei Ihnen eine Weizensensitivität bestehen, verzichten Sie nicht gleich auf glutenhaltige Nahrungsmittel. Viele Menschen mit Weizensensitivität können durchaus Dinkel oder Gerste vertragen. Betroffene mit Zöliakie hingegen müssen solche glutenhaltigen Getreidearten unbedingt meiden.

38. Wie hängen Ernährung und Stress zusammen?

Eine Umfrage der Deutschen Sporthochschule Köln und der Deutschen Krankenversicherung (DKV) aus 2023 zeigt: Jeder zweite Deutsche fühlt sich im Alltag gestresst. Frauen sind davon stärker betroffen (52 %) als Männer (44 %). Dieser subjektiv wahrgenommene Stress ist aber nur eine Seite der Medaille. Die andere Seite sind die tatsächlichen körperlichen Reaktionen auf Stress. Kann man sie mit gesunder Ernährung beeinflussen?

STRESSREIZ ODER STRESSREAKTION?

Wenn wir sagen, wir seien gestresst, so meinen wir umgangssprachlich meist zwei Sachverhalte:

- die **belastende Situation**, zum Beispiel viel Arbeit oder soziale Probleme (Stressreiz), und
- das **unangenehme Stressgefühl**, das aus dieser Situation entsteht und negative Reaktionen wie Schlafstörungen auslöst (Stressreaktion).

HINWEIS **Psychische Stressfaktoren wie hohe Arbeitsbelastung oder soziale Probleme empfinden wir je nach persönlicher Erfahrung und Einstellung unterschiedlich. Was den einen unter Druck setzt, ist für den anderen nicht erwähnenswert. Entspannungsübungen wie autogenes Training oder Verhaltenstherapie können helfen, besser mit Stressreizen umzugehen.**

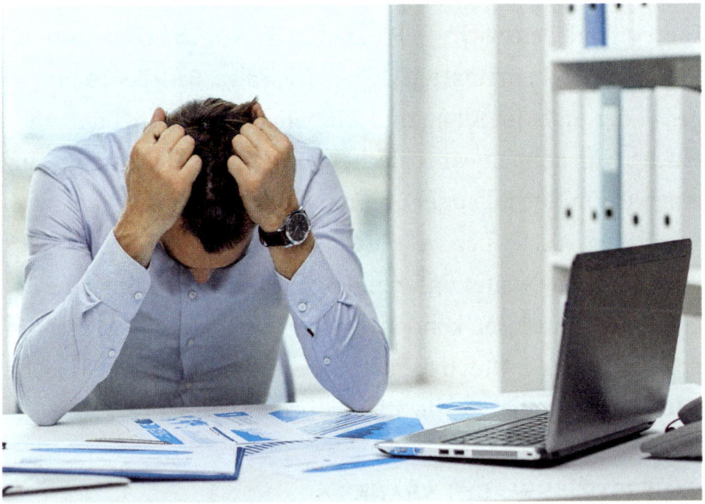

DIE KÖRPERLICHE STRESSREAKTION IST GENETISCH BEDINGT

Um die Stressreaktion zu verstehen, werfen wir noch einmal einen Blick in die Lebensumstände unserer Vorfahren: Die Jäger und Sammler mussten in jedem Moment ihres Lebens bereit sein für Flucht oder Kampf – schließlich konnte jederzeit ein Säbelzahntiger aus dem Gebüsch springen. Wenn das passierte, reagierte der Organismus blitzschnell mit folgenden körperlichen Veränderungen:

- Herzfrequenz und Blutdruck stiegen an,
- die Atmung vertiefte sich,
- Verdauungstätigkeit und Sexualfunktionen wurden gestoppt,
- die Muskeln und das Gehirn wurden mit dem »Treibstoff« Glukose (Traubenzucker) geflutet.

Dieses überlebenswichtige Programm läuft auch heute noch in uns ab, es steckt in unseren Genen. Die Folge: Bei »Bedrohungen« oder Ärger im Alltag sind wir bereit zum Kampf oder zur Flucht. Nun können wir schlecht vor unserem Vorgesetzten auf einen Baum flüchten oder unseren Partner mit einer Steinaxt erschlagen. Also halten wir die Situation aus, während Stresshormone weiter unseren Körper fluten und zahlreiche Erkrankungen auslösen können. Unsere Vorfahren hatten hier die bessere Strategie: Durch die körperliche Anstrengung bei Flucht oder Kampf bauten sie die Stresshormone einfach ab.

DAUERSTRESS MACHT KRANK

Akuter Stress ist im Grunde harmlos, weil die Stresshormone schnell wieder abgebaut werden. Nur bei vorbelasteten Menschen – etwa Asthmatikern oder Migränekranken – kann er einen Anfall auslösen. Dauerstress hingegen führt unter Umständen zu psychischen Problemen wie Depressionen und Angststörungen. Auch körperliche Reaktionen können die Folge sein, etwa Bluthochdruck, Übergewicht, Diabetes mellitus Typ 2 und arteriosklerotische Veränderungen der Arterien. Diese negativen Konsequenzen von Dauerstress sind direkt auf die Stresshormone selbst und ihre Wirkung auf andere Hormone und Nervenbotenstoffe zurückzuführen. Hinzu kommt, dass viele Menschen unter Dauerstress dazu neigen, sich weniger zu bewegen und sich schlechter zu ernähren. Typisch dafür ist das sogenannte »Stress-Essen«, sprich der Konsum von Süßem und/oder salzig-fettigen Lebensmitteln. Das dämpft vielleicht den empfundenen Stress, die Gesundheit leidet aber auf Dauer noch mehr.

VOLLWERTIGE ERNÄHRUNG STATT STRESS-ESSEN

Eine vollwertige pflanzenbasierte Ernährungsweise wie die mediterrane Diät (s. S. 96) hingegen kann die Folgen von zu viel Stress reduzieren. Diese enthält nicht nur alle wichtigen Vitamine und Mineralien, sondern auch sekundäre Pflanzenstoffe in Hülle und Fülle, die für den Körper gerade in stressigen Zeiten unverzichtbar sind. Und, nicht zu vergessen: Auch die soziale Komponente der Mittelmeerküche – das gemeinsame Zubereiten und Essen – ist ein wichtiger Anti-Stress-Faktor.

Unser Fazit:

Grundsätzlich ist es eine gute Idee, eine Entspannungsmethode wie autogenes Training oder progressive Muskelentspannung zu erlernen. So kann man die Reaktion auf Stressreize in Schach halten. Mindestens genauso wichtig sind körperliche Bewegung zum Abbau der Stresshormone und eine vollwertige pflanzenbasierte Ernährungsweise.

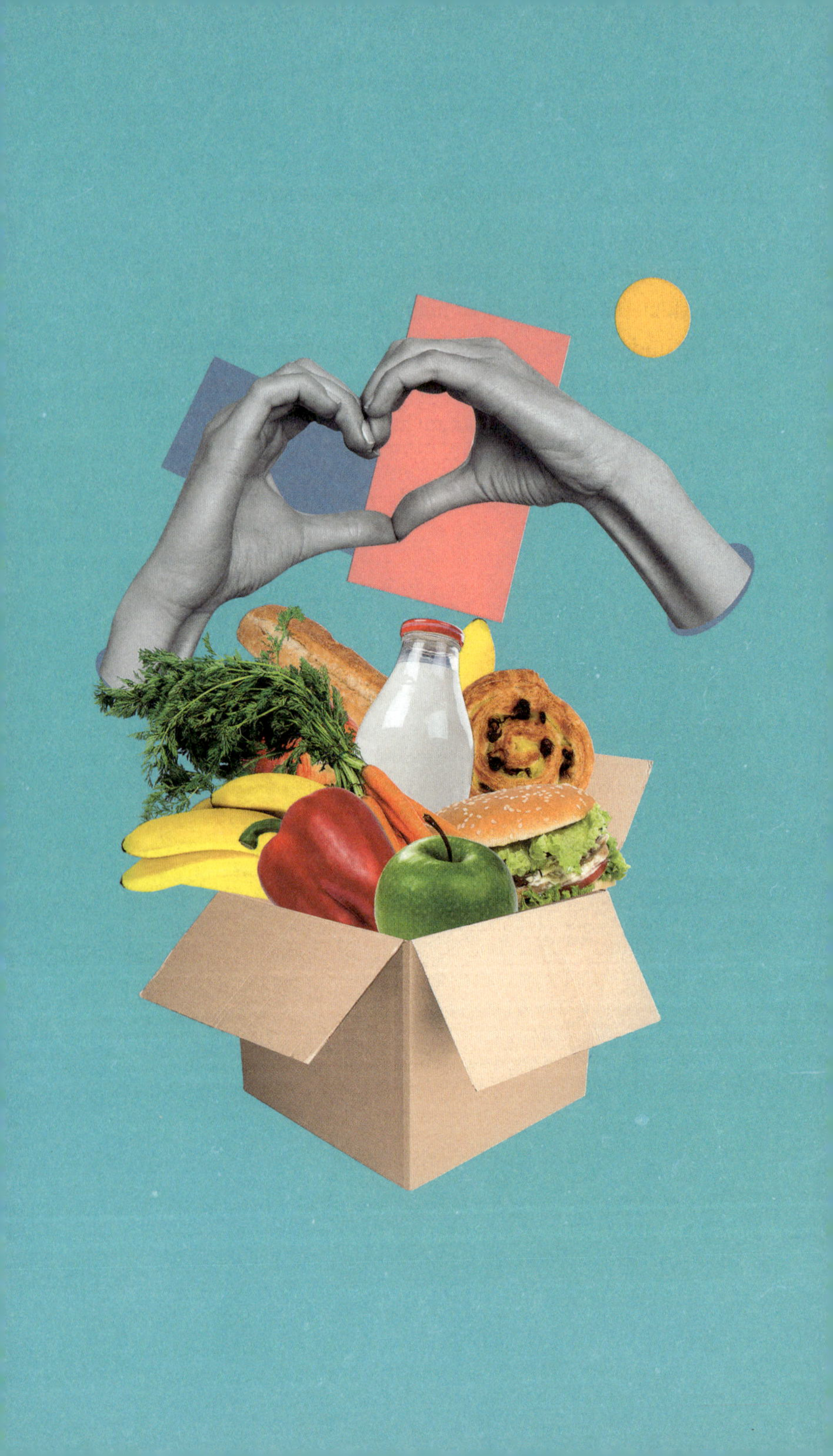

Lebensmittel-qualität – worauf es ankommt

→ Sind Bio-Lebensmittel tatsächlich gesünder?

→ Sollte ich besser auf Lebensmittelzusatzstoffe verzichten?

→ Fertiggerichte: Sind sie pauschal ungesund?

→ Warum Tiefkühlware manchmal besser ist

39. Sind Bio-Lebensmittel gesünder als konventionell produzierte?

97 % der Deutschen kaufen zumindest ab und zu Bio-Produkte. Der Markt wächst: 2024 gaben die Deutschen 17 Milliarden Euro für ökologisch produzierte Waren aus, 2019 waren es noch 12,3 Milliarden. Bio-Lebensmittel werden also immer beliebter. Doch sind sie auch gesünder?

WENIGER SCHADSTOFFE, MEHR ANTIOXIDANTIEN

Eine große Übersichtsstudie aus 2014 ergab: Konventionelle Lebensmittel enthalten etwa viermal mehr Pflanzenschutzmittel-Rückstände als Bio-Lebensmittel und höhere Mengen des giftigen Schwermetalls Kadmium, das in höheren Dosen Nieren- und Knochenschäden verursachen kann. Da diese Stoffe in den Lebensmitteln selbst enthalten sind, hilft Abwaschen nicht. Allerdings sind die Konzentrationen dieser Schwermetalle in herkömmlichen Lebensmitteln in der Regel so gering, dass sie nach aktuellem Kenntnisstand kein direktes Gesundheitsrisiko darstellen. Pflanzliche Bio-Produkte scheinen deutlich mehr Antioxidantien zu enthalten, die unter anderem freie Radikale im Körper eliminieren und das Immunsystem unterstützen.

Unser Fazit:

Ob Bio-Produkte tatsächlich gesünder sind als herkömmlich produzierte, ist keineswegs klar. Durch den Verzicht auf Kunstdünger wachsen viele Bio-Pflanzen häufig langsamer, was die Entwicklung von natürlichen Aromen begünstigen kann – besonders bei Obst, Gemüse und Kräutern. Wenn das bei Ihnen dazu führen sollte, mehr Pflanzen zu essen, dann darf man pflanzliche Bio-Produkte durchaus als gesundheitsfördernd betrachten.

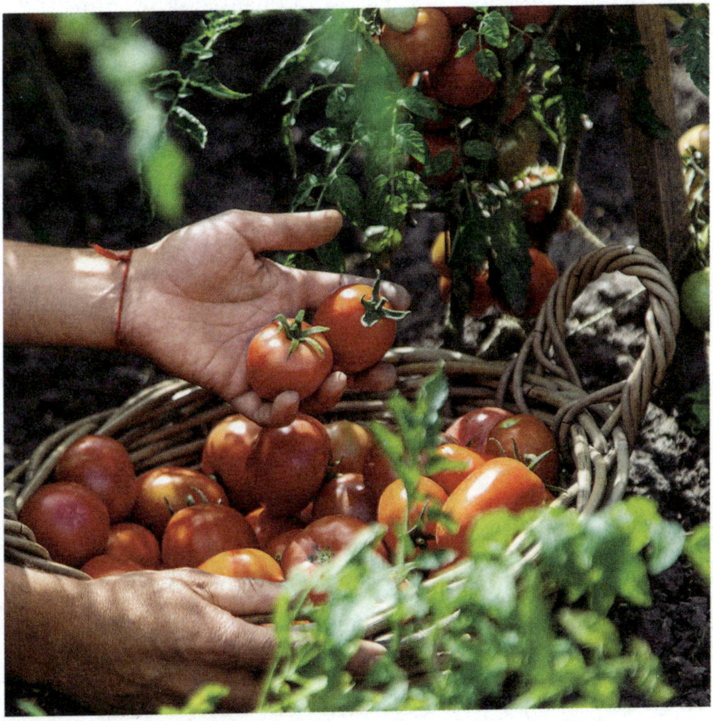

40. Zusatzstoffe in Lebensmitteln – wie bedenklich sind sie?

Zusatzstoffe wie »E 161« oder »Astaxanthin« kommen in Fertigprodukten als Farbstoffe, Süßungsmittel oder Antioxidationsmittel zur Haltbarmachung vor. Im Internet kursieren Listen, die manche Zusatzstoffe als gesundheitsschädlich beschreiben. Sie könnten Allergien, Hyperaktivität oder sogar Krebs auslösen, heißt es da. Doch wie viel Wahrheit steckt dahinter?

JEDER ZUSATZSTOFF WIRD GEPRÜFT

Zusatzstoffe müssen sicher sein, technologisch notwendig und für Verbraucher nützlich – das besagt die EU-Verordnung Nr. 1333/2008. Vor der Zulassung werden Zusatzstoffe auf Sicherheit geprüft. Einschränkungen gab es jedoch immer wieder: Seit 2010 tragen bestimmte Farbstoffe Warnhinweise wie »Kann Aktivität und Aufmerksamkeit bei Kindern beeinträchtigen«. 2007 wurde der Azofarbstoff Rot 2G (E 128) verboten, da er im Körper in krebserregendes Anilin umgewandelt wird. Darüber hinaus aber gibt es keine Belege, dass andere Zusatzstoffe Allergien, Hyperaktivität oder Krebs auslösen.

GIBT ES NACHTRÄGLICHE KONTROLLEN?

Ja, die gibt es. Die Lebensmittelzusatzstoffe wurden von der Europäischen Behörde für Lebensmittelsicherheit (EFSA) bis 2016 erneut geprüft. Weitere Kontrollen für andere Zusatzstoffe stehen noch aus. Bei Hinweisen auf schädigende Wirkungen einzelner Zusatzstoffe gibt es ebenfalls neue Untersuchungen.

Unser Fazit:

Auch wenn zugelassene Zusatzstoffe in der EU gründlich geprüft werden und normalerweise gesundheitlich unbedenklich sind, gilt: Lebensmittel mit vielen Zusatzstoffen sind meist stark verarbeitet. Essen Sie daher möglichst naturbelassene und wenig hochprozessierte Speisen.

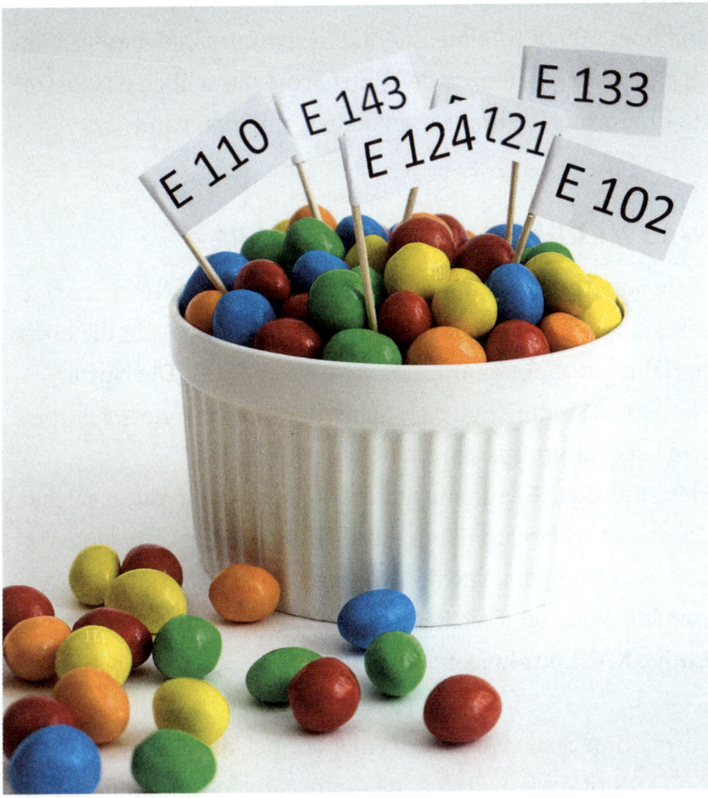

41. Wie ungesund sind Fertiggerichte?

Fertiggerichte sind praktisch: Man erwärmt sie kurz – fertig. In Deutschland stammen etwa 46 % der täglichen Energieaufnahme aus solchen hochverarbeiteten Lebensmitteln. Schadet das der Gesundheit und welche Rolle spielt der Nutri-Score dabei?

DAS RISIKO VON FERTIGGERICHTEN

Von 2009 bis 2018 sammelten Forscher der NutriNet-Santé-Studie Daten zu Ernährungsgewohnheiten und Krankheiten von über 105.000 Teilnehmern. Ein zentrales Ziel dieser Studie ist es, zu überprüfen, ob der Nutri-Score tatsächlich das Risiko für ernährungsbedingte Krankheiten abbilden kann.

WAS VERRÄT DER NUTRI-SCORE?

Viele Supermarktprodukte sind bereits mit dem Nutri-Score ausgezeichnet. Er reicht von der Klassifizierung A für die höchste Nährwertqualität bis E, der niedrigsten Stufe. Die NutriNet-Santé-Studie zeigt, dass Menschen, die viele hochverarbeitete Lebensmittel essen, ein höheres Risiko für Herz-Kreislauf-Erkrankungen haben als jene, die kaum solche Lebensmittel konsumieren. Aber: Ob ein Gericht mit »gutem« oder »schlechtem« Nutri-Score gesundheitsfördernd oder -schädlich ist, zeigt die Kennzeichnung leider nicht.
Einige Kritikpunkte am Nutri-Score:

- Der Score basiert auf einer Formel, die positive Nährstoffe wie Ballaststoffe mit negativen Nährstoffen, beispielsweise Zucker, verrechnet. Das führt dazu, dass Lebensmittel mit einem grundsätzlich schwachen Nährwertprofil durch gezielte Anpassungen wie weniger Zuckerzugabe eine bessere Bewertung erhalten können, obwohl sie nicht unbedingt gesund sind.

- Er berücksichtigt keine Vitamine, Mineralstoffe und ungesättigte Fettsäuren, die für eine ausgewogene Ernährung wichtig sind.
- Er eignet sich nur für den Vergleich ähnlicher Produkte innerhalb einer Kategorie (zum Beispiel verschiedene Joghurts). Ein Vergleich zwischen unterschiedlichen Kategorien, etwa Olivenöl und Softdrinks, ist nicht sinnvoll und kann leicht zu Fehlinterpretationen führen.
- Zusatzstoffe wie Süßstoffe, Geschmacksverstärker oder Konservierungsmittel werden nicht bewertet, obwohl sie gesundheitlich relevant sein können.
- Hochverarbeitete Lebensmittel können trotz eines guten Nutri-Scores ungesünder sein als frische Produkte wie Obst oder Gemüse, die keinen Nutri-Score erhalten.

Unser Fazit:

Wir können nicht pauschal sagen, dass Fertiggerichte der Gesundheit schaden. Es hängt vom jeweiligen Produkt und dessen Zusammensetzung ab. Entscheidend ist aus unserer Sicht die Menge: Täglich Tiefkühlpizza zu essen ist sicher ungesund, aber ab und zu ein Fertiggericht ist unbedenklich.

42. Frisch oder tiefgekühlt – was ist die bessere Wahl?

Tiefkühlgemüse und -obst macht uns das Leben leichter. Kein Pulen und Putzen mehr, raus aus der Tiefkühltruhe, rein in den Topf oder den Smoothie-Maker – fertig. Manche Verbraucher kaufen keine Tiefkühlware, weil sie befürchten, der Gefriervorgang beziehungsweise die Lagerung könne Vitamine zerstören. Stimmt das?

LANGE WEGE UND LAGERZEITEN MINDERN DEN VITAMINGEHALT

Frisches Obst und Gemüse direkt vom Feld zu ernten und sofort zu verarbeiten ist optimal, nur für die meisten nicht machbar. Im Alltag kaufen wir im Supermarkt ein, wo die Produkte oft lange Transportwege und Lagerzeiten hinter sich haben. Das mindert den Vitamingehalt, besonders von Vitamin C: Im Kühlraum (0–2 °C) gehen pro Tag 1,9–5,6 % des Vitamins C verloren, im Kühlschrank (4–8 °C) 3,4–8,6 % und bei Raumtemperatur (16–25 °C) sogar 20 %.

VIELE NÄHRSTOFFE IN TK-GEMÜSE

Das sieht bei Tiefkühlware ganz anders aus, wie eine Forschungsarbeit von 2006 belegt. Die Wissenschaftler untersuchten den Nährstoffgehalt verschiedener Gemüse (grüne Erbsen, Bohnen, Spinat, Karotten und Rosenkohl) in erntefrischem Zustand sowie nach dem Schockfrosten. Das Ergebnis: Der Vitamin-C-Gehalt in Rosenkohl beispielsweise lag direkt nach der Ernte

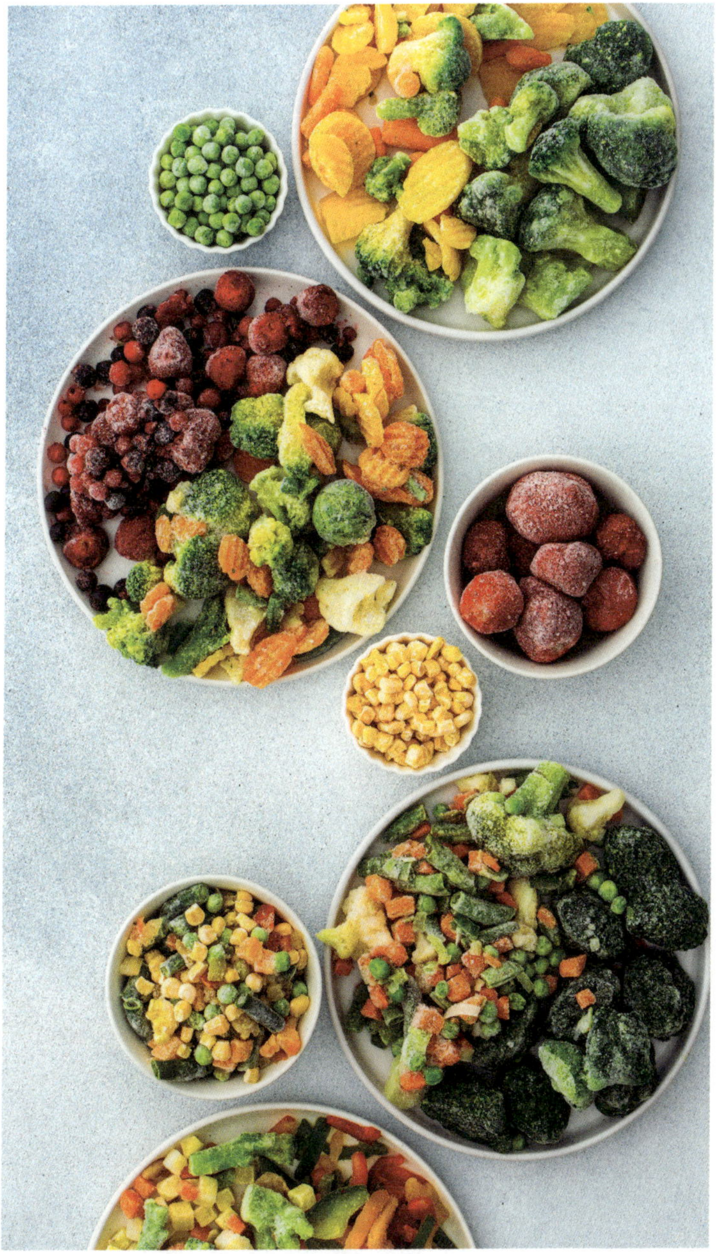

erwartungsgemäß bei 100 %, der von tiefgefrorenem Rosenkohl noch bei 94 % – bis zu 24 Monate lang. Ähnliches gilt für sekundäre Pflanzenstoffe (s. S. 65).

EMPFINDLICHES OBST VERLIERT SEINE KNACKIGKEIT

TK-Beeren sind nach dem Auftauen etwas matschig, keinesfalls mehr so knackig wie frische. Für den Smoothie reicht's, aber meist nicht zum Naschen. Andere Obstsorten wie Äpfel, Rhabarber oder Steinobst sind wesentlich weniger empfindlich. Der Grund liegt im unterschiedlichen Wassergehalt der Früchte. Je mehr Flüssigkeit sie enthalten und je langsamer der Vorgang des Gefrierens verläuft, desto mehr Eiskristalle entstehen und zerstören die Zellstrukturen. Am besten ist es deshalb, die Ware möglichst schnell einzufrieren (Stichwort: Schockfrosten). Auf den Nährstoffgehalt hat das aber keinen Einfluss.

WAS PASSIERT MIT DEN BALLASTSTOFFEN?

Ballaststoffe bleiben beim Einfrieren und Auftauen fast vollständig erhalten. Mehr noch: Bei stärkehaltigen Lebensmitteln (zum Beispiel Brot, Kartoffeln, Nudeln, Reis) bildet sich beim Auftauen resistente Stärke, die im Dickdarm als Ballaststoff wirkt. Sie unterstützt die Darmgesundheit, indem sie kurzkettige Fettsäuren produziert, die entzündungshemmend wirken und das Immunsystem stärken.

Unser Fazit:

Tiefkühlware bietet Ihnen ähnliche gesundheitliche Vorteile wie frische Ware. Sie hat bei stärkehaltigen Lebensmitteln sogar Vorteile bezüglich der Darmgesundheit. Haben Sie die Wahl zwischen tiefgekühlten Produkten und weit gereistem und lange im Supermarkt gelagertem Obst und Gemüse, sollten Sie besser zu Tiefkühlware greifen.

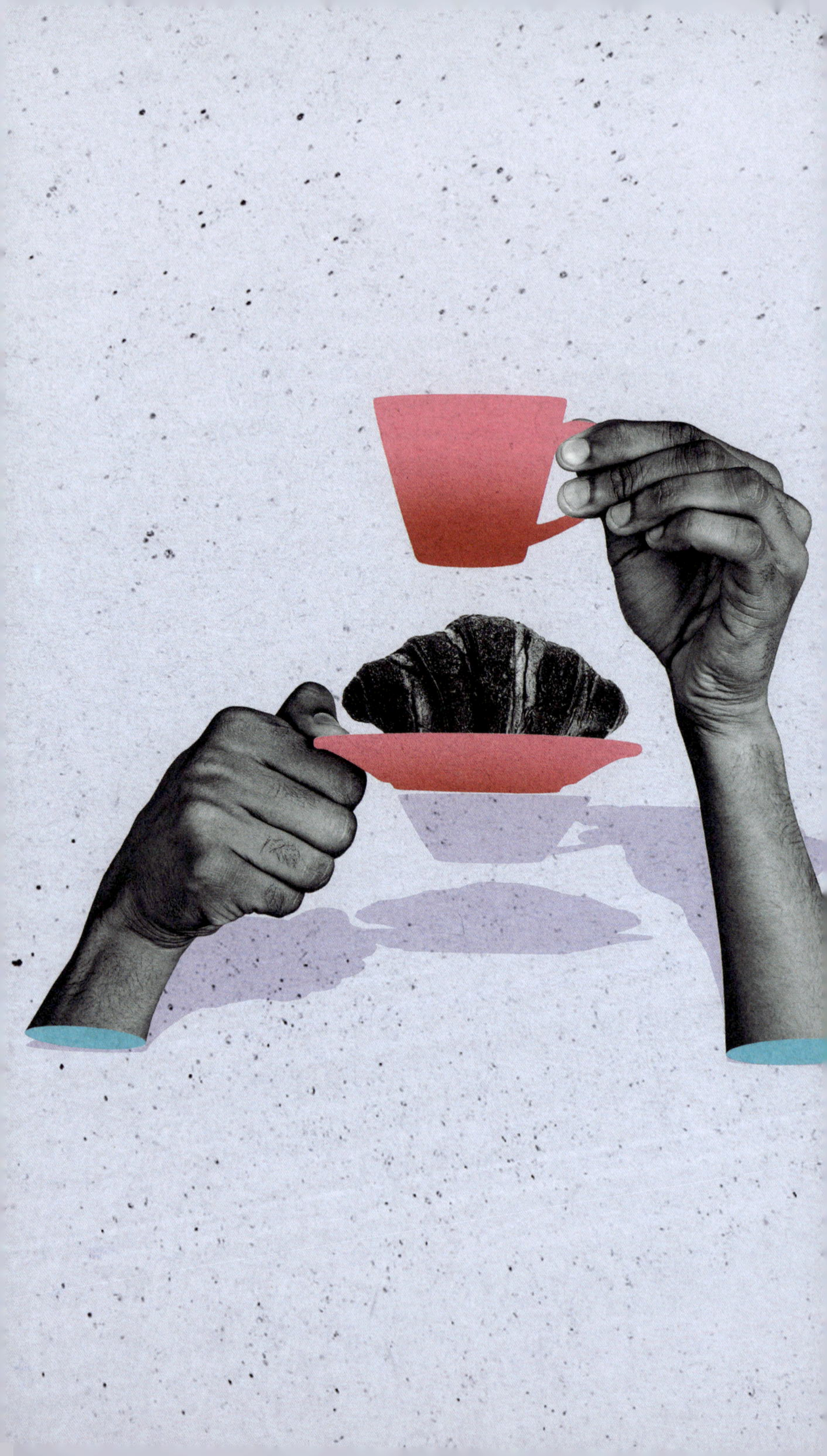

Lebensmittel im Gesundheitscheck

- → Warum Sie statt Chips lieber Nüsse snacken sollten
- → Ist Milch wirklich so schädlich, wie manche behaupten?
- → Hatten Sie heute schon Ihre tägliche Portion Olivenöl?
- → Margarine oder Butter – was ist besser?
- → Welche Salzmenge unbedenklich ist
- → Zur Verträglichkeit von Dinkel und Weizen
- → Radikalfänger: Beeren
- → Haferdrink vs. Milch: Was ist gesünder?

43. Sind Nüsse wirklich der perfekte Snack?

In einer TV-Werbung heißt es, Mandeln seien »die Mutter aller Snacks«. Auch in der Mittelmeerküche spielen Nüsse eine wichtige Rolle. Tatsächlich gibt es Studien, die Nüssen bedeutende gesundheitliche Vorteile zuschreiben:

- Senkung von Bluthochdruck
- verbesserte kognitive Fähigkeiten
- Verringerung des Cholesterinspiegels

und sogar ein längeres Leben.

NUSSSORTEN UND IHRE VORTEILE

MANDELN

Mandeln enthalten mehr Ballaststoffe als alle anderen Nüsse – rund 26 g/100 g, etwa 19 g/100 g Eiweiß, 10 mg Vitamin E je 100 g und 175 mg Magnesium auf 100 g. Ballaststoffe für die Darmgesundheit, viel Eiweiß und Vitamin E machen Mandeln zu einer wertvollen Ergänzung einer ausgewogenen Ernährung.

PISTAZIEN

In Pistazien steckt viel Kalium, das unter anderem wichtig ist für einen ausgeglichenen Blutdruck, sowie reichlich Lutein und Zeaxanthin. Beides sind wichtige Carotinoide, die für unser Augenlicht essenziell sind. Zudem enthalten Pistazien alle neun essenziellen Aminosäuren.

PARANÜSSE

Diese südamerikanische Nussart ist mit 50 bis 95 µg Selen pro Nuss die reichste Nahrungsquelle für das Spurenelement. Unter Umständen kann eine einzelne Nuss sogar bis zu 400 µg Selen enthalten und damit exakt so viel wie die maximal empfohlene Tagesdosis von 400 µg. Da Paranüsse häufig radioaktiv belastet sind, ist eine tägliche Aufnahme ohnehin nicht ratsam. Eine gute Alternative sind Sonnenblumenkerne sowie Chia- und Sesamsamen, die ebenfalls viel Selen enthalten.

WALNÜSSE

Walnüsse sind eine gute Quelle für Kalium (545 mg/100g), Magnesium (130 mg/100 g) und mehrfach ungesättigte Fettsäuren (42 g/100 g) wie Omega-3-Fettsäuren. In Studien haben Walnüsse bewiesen, dass sie das Herz-Kreislauf-Risiko senken und unser Gehirn vor Schäden durch Ablagerungen in den Gefäßen schützen.

Unser Fazit:

Vergessen Sie Chips und Schokoriegel: Wenn Sie mal was zum Knabbern brauchen, empfehlen wir Ihnen eine kleine Handvoll Nüsse pro Tag. Sie sind tatsächlich der perfekte Snack. Bedenken Sie aber, dass Nüsse sehr kalorienreich sind. Übertreiben Sie's deshalb nicht.

44. Wie gesund ist Milch?

Milch gilt bei immer mehr Deutschen als Buhmann schlechthin. Sie verursache Krebs. Andere halten Milch nach wie vor für ein gesundes Lebensmittel. Wer hat recht?

ERHÖHT MILCH WIRKLICH UNSER KREBSRISIKO?

Ein Blick in die vorliegenden Studien zum Thema »Milchkonsum und Krebs« vermittelt ein sehr heterogenes Bild in Bezug auf verschiedene Krebsarten:

DICKDARMKREBS (KOLOREKTALES KARZINOM)

Eine ganze Reihe von wissenschaftlichen Untersuchungen belegt mittlerweile, dass **Milch das Risiko für Dickdarmkrebs senkt.**

PROSTATAKREBS

Eine der jüngsten Metastudien von 2021 zum Thema »Prostatakrebs und Milchkonsum« kommt zu dem Ergebnis, dass es **eine Verbindung zwischen dem Milchkonsum und einem (erhöhten) Prostatakrebs-Risiko** gibt.

BRUSTKREBS

Was Brustkrebs und Milchkonsum angeht, so kommen zwei neuere Studien zu dem Schluss, dass **Milch das Brustkrebs-Risiko leicht erhöht**. Die Good News: **Fermentierte und naturbelassene Milchprodukte (Joghurt, Kefir) verringern das Risiko.**

BLASENKREBS

Laut einer Übersichtsarbeit von 2019 **senkt ein hoher Milchkonsum** gegenüber einem niedrigen **das Blasenkrebs-Risiko**, der Konsum fermentierter Milchprodukte sogar sehr deutlich.

MUND- UND RACHENKREBS

Eine Metastudie chinesischer Forscher aus 2019 zeigt, dass der **Konsum von Milch und Milchprodukten** vermutlich mit einem **geringeren Risiko für Mund- und Rachenkrebs** zusammenhängt.

WIE SIEHT ES MIT ANDEREN RISIKEN AUS?

Wissenschaftler haben auch den Zusammenhang zwischen dem Konsum von Milch und Milchprodukten mit Typ-2-Diabetes und Bluthochdruck unter die Lupe genommen. Die große PURE-Studie, die seit 2003 läuft und an der mehr als 200.000 Menschen aus 25 Ländern teilnehmen, ergab Folgendes: Das Typ-2-Diabetes-Risiko durch zwei und mehr Milchprodukte am Tag sank um immerhin 12 %. Was den Blutdruck betrifft, so verbesserte sich der systolische wie diastolische Blutdruck um etwa 2 bis 3 mmHg (Millimeter Quecksilbersäule). Studien belegen zudem, dass Milch und Milchprodukte vor Knochenschwund (Osteoporose) schützen, jedoch keinen oder nur einen geringen Vorteil bezüglich Herz-Kreislauf-Krankheiten bieten.

Unser Fazit:

Wenn Sie nicht aus Gründen des Tier- oder Klimaschutzes auf Milch verzichten möchten, sehen wir aus gesundheitlicher Sicht keinen notwendigen Grund dafür. Die Vor- und Nachteile des Milchkonsums halten sich ungefähr die Waage. Ob der Fettgehalt bei Vollmilch, fettarmer oder entrahmter Milch die Gesundheit beeinflusst, ist nicht eindeutig belegt. Insgesamt scheint es so zu sein, dass vor allem fermentierte Milchprodukte gesundheitsförderlich sind, während unfermentierte Produkte unter Umständen auch einen negativen Einfluss auf unsere Gesundheit haben könnten.

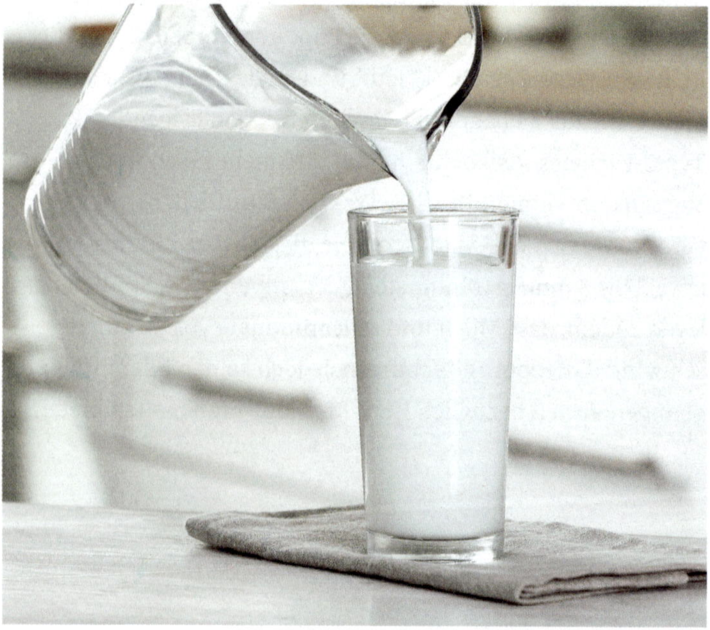

45. Olivenöl – das flüssige Gold?

Olivenöl ist ein wichtiger Bestandteil der Mittelmeerküche. Die mediterrane Ernährungsweise hat sich als besonders zuträglich für die Herz-Kreislauf-Gesundheit erwiesen. Trägt Olivenöl hauptsächlich dazu bei? Die Wissenschaft sagt: Ja.
Studien belegen, dass Olivenöl das Risiko für Herz-Kreislauf-Erkrankungen, Typ-2-Diabetes, Bluthochdruck, Krebs und entzündliche Erkrankungen senken kann. Interessant sind vor allem die Ergebnisse einer spanischen Studie von 2018. Hierbei wurden Teilnehmer knapp fünf Jahre lang beobachtet. Die Probanden wurden in drei Gruppen unterteilt:

- Eine Gruppe ernährte sich mediterran und nahm täglich zusätzlich zirka 60 ml Olivenöl zu sich,
- eine Gruppe ernährte sich mediterran und aß täglich zusätzlich 30 g Nüsse,
- eine Gruppe (Kontrollgruppe) ernährte sich fettarm.

Das Ergebnis: Probanden, die sich im Rahmen der Studie mediterran ernährten, hatten ein deutlich geringeres Herz-Kreislauf-Risiko als die Kontrollgruppe. Besonders niedrig war das Herz-Kreislauf-Risiko in der Olivenöl-Gruppe.

AUF DIE KLASSE KOMMT ES AN

In Deutschland und der gesamten EU sind drei Güteklassen von Olivenöl zugelassen, die sich hinsichtlich ihrer Qualität unterscheiden:

1. Güteklasse: **Natives Olivenöl extra** ist kalt gepresstes (natives) Olivenöl. Sie können es bis 180 Grad Celsius erhitzen. Diese qualitativ beste Güteklasse erzielt im Handel die höchsten Preise.
2. Güteklasse: **Natives Olivenöl** ist kalt gepresstes Olivenöl. Sie können es ebenfalls bis 180 Grad Celsius erhitzen. Diese mittlere Güteklasse darf leichte sensorische Fehler aufweisen – also nicht ganz so gut schmecken wie Klasse 1 –, schont aber dafür den Geldbeutel.
3. Güteklasse: **Olivenöl** ist eine Mischung aus warm gepresstem (raffiniertem) und kalt gepresstem (nativem) Olivenöl. Öle dieser Güteklasse können Sie bis 210 Grad Celsius erhitzen. Es ist bei der niedrigsten Güteklasse nicht vorgeschrieben, aus welchen Olivenölen das Produkt hergestellt wird.

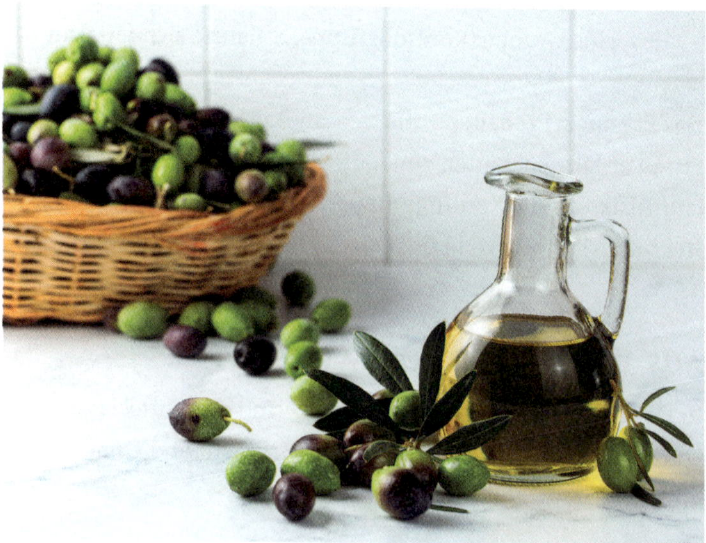

WAS SIE BEIM KAUF BEACHTEN SOLLTEN

Die verschiedenen Güteklassen unterscheiden sich auch im Preis. Öle der ersten Güteklasse gibt es zwischen etwa 9 und 50 Euro pro Liter, während die anderen beiden Güteklassen auch unter 9 Euro zu bekommen sind. Neben dem Preis zählt natürlich auch das Aroma. Manche Produkte schmecken eher nussig, andere fruchtig oder auch leicht bitter. Für ein Feinschmecker-Öl müssen Sie schon etwa 40 Euro je Liter ausgeben. Am besten finden Sie einen Händler, bei dem Sie vor dem Kauf probieren können.

Unser Fazit:

Die Ergebnisse der vorgestellten Studie belegen, dass eine mediterrane Ernährung Herz-Kreislauf-Erkrankungen vorbeugen kann. Ob eine zusätzliche Aufnahme von Olivenöl das Risiko für Herzinfarkt oder Schlaganfall für den Einzelnen relevant vermindern kann, bleibt ungeklärt. Hierzu wäre ein Vergleich mit einer Gruppe nötig gewesen mit mediterraner Ernährung, aber ohne Nüsse oder Olivenöl. Daher können wir nicht sicher sagen, ob Personen mit einem erhöhten Risiko, Erkrankungen des Herz-Kreislauf-Systems zu entwickeln, tatsächlich zu täglich vier Esslöffeln Olivenöl greifen sollten. Immerhin enthalten diese vier Esslöffel in Summe etwa 450 kcal. Das kann schnell mal zu einem Kalorienüberschuss führen.

46. Margarine oder Butter – was ist besser?

Früher war Margarine die »Butter der kleinen Leute«. Heute gilt sie als gesund, manche Sorten werden sogar als cholesterinsenkend beworben. Butter hingegen hat bei vielen einen schlechten Ruf, weil sie ausschließlich tierische Fette enthält und eine schlechte Ökobilanz aufweist. Wir machen den Realitätscheck.

ALLES NATUR?

Der Pro-Kopf-Verbrauch von Butter lag in Deutschland 2023 bei 4,5 kg, der von Margarine bei 2,3 kg. Zur Herstellung von Butter braucht man lediglich Milch (Kuh, Schaf, Ziege), die nur so lange geschlagen beziehungsweise zentrifugiert werden muss, bis Rahm und Magermilch voneinander getrennt sind. Die Produktion von Margarine ist ein komplizierter Vorgang: Pflanzenöle werden mit Emulgatoren wie Lecithin vermischt und mit Wasser, Salz und eventuell Konservierungsstoffen vermengt. Oft fügt man Vitamine (zum Beispiel A, D, E), Farbstoffe wie Betacarotin hinzu oder auch Magermilchpulver.

DAS STECKT DRIN

Sowohl Butter als auch Margarine haben einen Fettanteil von mindestens 80 bis maximal 90 %. Allerdings stecken in Butter große Mengen an gesättigten Fettsäuren (etwa 54 %). Lange nahm man an, dass ein hoher Konsum an gesättigten Fettsäuren Herz-Kreislauf-Erkrankungen fördern könnte. Neuere Studien (zum Beispiel PURE, 2017) stellen den Zusammenhang zwischen gesättigten Fettsäuren und Herz-Kreislauf-Erkrankungen zunehmend infrage. In Margarine machen die gesättigten Fettsäuren nur zirka 20 bis 30 % aus, während die mehrfach ungesättigten Fettsäuren – sie gelten als herzgesund – 20 bis 40 % ausmachen. Butter enthält viel Vitamin A, D und E sowie Kalium, Kalzium und Phosphor, mit denen die Milchkühe bereits gefüttert werden. Der Margarine müssen diese Stoffe künstlich beigemengt werden.

WIE UMWELTFREUNDLICH IST DIE PRODUKTION?

In Sachen Klimaschutz hat Margarine eindeutig die Nase vorn. Rund 0,7 kg des Klimagases CO_2 gelangt bei der Herstellung von 1 kg Margarine in die Umwelt – für Butter sind es etwa 25 kg. Was die Ökobilanz von Margarine angeht, so gibt es einen Pferdefuß: Enthält Margarine Palmöl, für dessen Produktion oft riesige Regenwaldflächen gerodet werden, reduziert sich ihr ökologischer Vorteil gegenüber Butter.

Unser Fazit:

In kleinen Mengen können Sie Butter und »moderne« Margarine (wenig Transfette und gehärtetes Fett) bedenkenlos essen. Wer Kalorien einsparen möchte, probiert beim nächsten Frühstück mal einen eiweißreichen Brotaufstrich wie Kräuterquark anstatt Butter oder Margarine. Das schmeckt gut und hat weniger Kalorien.

47. Schützt Rotwein das Herz?

In einer Umfrage aus 2021 gaben 66 % der Frauen und 75 % der Männer in Deutschland an, innerhalb des letzten Monats Alkohol getrunken zu haben. Darunter sind sicher ein paar Konsumenten, die sich vom Alkohol einen Schutz vor Herz-Kreislauf-Erkrankungen versprechen – zu Recht?

MÄSSIGER ALKOHOLKONSUM SCHIEN UNBEDENKLICH

Bevölkerungsstudien aus dem letzten Jahrhundert zeigten, dass in Frankreich trotz hohem Verzehr an gesättigten Fettsäuren in Fleisch und Milchprodukten weniger Menschen an Herz-Kreislauf-Erkrankungen starben als in anderen Ländern. Diese »Entdeckung« nannte man Ende der 1970er-Jahre das »französische Paradoxon«. Was heißt das genau? In Frankreich wurde viel Alkohol – vornehmlich Rotwein – getrunken, der die negativen Effekte des Fettkonsums wettmachte, so nahmen Forscher an. Denn die Auswertungen der Studien belegten, dass Personen, die vollständig auf Alkohol verzichteten, statistisch ein höheres Herz-Kreislauf-Risiko hatten als jene, die täglich ein bis zwei Gläser Wein tranken. Daher schlussfolgerten die Wissenschaftler, dass Weintrinken gesundheitlich unbedenklich ist und sogar herzschützend wirkt. Eine Fehleinschätzung, wie wir heute wissen. Denn: Unter den erfassten Nichttrinkern waren viele, die in früheren Zeiten stark getrunken hatten. Deren Risiko für Herz-Kreislauf-Erkrankungen war bereits durch den ungesunden Alkoholkonsum vor der Abstinenz erhöht. Endgültig aufgedeckt wurde dieser Irrtum von kanadischen Forschern in einer Metastudie aus dem Jahr 2023. Die Untersuchung basiert auf den Daten von über 100 Studien mit fast 5 Millionen Teilnehmern und rund 426.000 Todesfällen. Als die Wissenschaftler die Abstinenten mit früherem hohen Alkoholkonsum aus allen Auswertungen herausrechneten, blieb von dem französischen Paradoxon nichts übrig. Die Quintessenz der kanadischen Forscher lautet: **Auch ein mäßiger Alkoholkonsum führt zu einer Risikoerhöhung für Herz-Kreislauf-Erkrankungen.**

HEUTE WEISS MAN MEHR

Mal abgesehen davon, dass Alkoholkonsum abhängig macht und für viele Verkehrsunfälle und Gewalttaten mitverantwortlich ist, gibt es gute Gründe, auf Alkohol zu verzichten: Er erhöht das Risiko für Leberschäden, Herz-Kreislauf-Erkrankungen, Krebs, neurologische Störungen, psychische Störungen, Magen-Darm-Probleme, Erkrankungen der Bauchspeicheldrüse, erhöhte Infektanfälligkeit und Störungen der Fruchtbarkeit.

Unser Fazit:

Bis 2024 gab die Deutsche Gesellschaft für Ernährung (DGE) einen Richtwert für tolerierbaren Alkoholkonsum an. Nach Erscheinen der kanadischen Metastudie strich die DGE diese Empfehlung. Der Grund: Selbst geringe Mengen Alkohol können der Gesundheit schaden. Auch wir raten dazu, gar keinen bis wenig Alkohol zu trinken.

48. Salz: Wie viel ist zu viel?

Wenn ein Arzt bei einem Patienten Bluthochdruck diagnostiziert, rät er ihm häufig zuerst, dass er weniger Kochsalz essen soll. Ist das ein guter Tipp? Und sollten wir alle – auch ohne Bluthochdruck – unseren Salzkonsum einschränken?

ETWA JEDER DRITTE HAT BLUTHOCHDRUCK

Rund jeder dritte Deutsche hat einen Blutdruck von 140 zu 90 mmHg oder höher. Damit gilt er als Hypertoniker – wie insgesamt etwa 20 Millionen Erwachsene. Unter den 70- bis 79-Jährigen sind sogar fast 75 % Hypertoniker. Weil Bluthochdruck einer der wesentlichen Risikofaktoren für Herzinfarkt, Schlaganfall & Co. ist, handelt es sich um ein ernstes gesundheitliches Problem. Verantwortlich dafür ist unter anderem ein überhöhter Kochsalzkonsum.

WIE VIEL SALZ IST GESUND?

Die Deutsche Gesellschaft für Ernährung (DGE) gibt 6 g Kochsalz pro Person am Tag als Orientierungswert an. Die Realität sieht anders aus: Etwa 70 % der Frauen und 80 % der Männer konsumieren mehr als 6 g. 15 % der Frauen und 23 % der Männer nehmen sogar mehr als 15 g Kochsalz täglich zu sich.

NICHT FÜR JEDEN IST SALZ PROBLEMATISCH

Manche Menschen reagieren auf Salz mit einer deutlichen Erhöhung des Blutdrucks, andere nicht. Erstere werden in der

Wissenschaft als salzsensitiv bezeichnet, alle anderen als nicht-salzsensitiv. Tatsächlich steigt bei 30 bis 50 % der Bluthochdruck-Patienten bei einer zu hohen Kochsalzzufuhr der Blutdruck – sie sind also salzsensitiv. Unter den Menschen, die nicht von Bluthochdruck betroffen sind, liegt der Prozentsatz der Salzsensitiven nur bei 10 bis 20 %.

Unser Fazit:

Ob Sie salzsensitiv sind oder nicht – Ihre tägliche Salzmenge sollte unter 6 g bleiben. Denn das ist nicht nur günstig für den Blutdruck, sondern reduziert laut Studien auch die Gesamtsterblichkeit.
Unsere Tipps: Würzen Sie Ihr Essen mit Kräutern, statt zu salzen. Zudem können Sie Kochsalz durch sogenanntes Pansalz – auch als Blutdruck-Salz oder Kaliumsalz bezeichnet – ersetzen. Es enthält nur rund 56 % Kochsalz und kann sich Studien zufolge günstig auf den Blutdruck auswirken.

49. Ist Birkenzucker die bessere Zuckeralternative?

Birkenzucker (Fachwort: Xylit) steckt in vielen Kaugummis und sogar Zahncremes, da die Substanz als zahnfreundlich gilt. Auch in Keksen und Kuchen dient er als alternatives Süßungsmittel. Ist Xylit aber wirklich gesünder als Haushaltszucker?

»NATURSTOFF« BIRKENZUCKER

Der Zucker kommt in Birkenholz vor, daher stammt der Name. In sehr geringen Mengen findet man ihn zum Beispiel auch in Blumenkohl oder Erdbeeren. Allerdings kommt der Birkenzucker, den Sie im Handel erwerben können, nur selten aus Birkenholz. Er wird meistens in einem aufwendigen Verfahren aus Stroh oder Maiskolbenresten hergestellt.

SÜSSER ALS ZUCKER BEI WENIGER KALORIEN

Xylit ist etwas süßer als normaler Zucker, enthält aber mit zirka 2,4 kcal/g nur halb so viele Kalorien. Während gewöhnlicher Zucker zu einer starken Ausschüttung von Insulin führt, benötigt der Körper bei der Verstoffwechselung von Xylit nur wenig Insulin. Aus diesem Grunde wird Xylit gern von Diabetikern zum Süßen verwendet.

XYLIT IN DER KRITIK

Eine Studie US-amerikanischer Forscher von 2023 ergab, dass Xylit das Risiko für Blutverklumpungen und schwere Herzprobleme wie Herzinfarkte um 57 % erhöhen könnte. Ob Xylit tatsächlich die Ursache dafür ist, ist jedoch nicht abschließend geklärt. Weitere Studien sind nötig, um einen solchen Zusammenhang zu beweisen. Aktuell prüft die Europäische Behörde für Lebensmittelsicherheit (EFSA) den Zusatzstoff Xylit neu.

Unser Fazit:

Birkenzucker kann in großen Mengen zu Durchfall führen. Ob er aber tatsächlich das Herz-Kreislauf-System schädigen kann, ist bislang noch unklar. Dennoch würden wir Herzkranken sicherheitshalber vom Konsum abraten.

50. Darf ich Kaffee trinken?

Früher galt Kaffee als gesundheitlich bedenklich. Zahlreiche Studien belegen aber inzwischen, dass er sogar positive Effekte auf die Gesundheit haben kann.
Zwar verträgt nicht jeder Kaffee gut. Einige Menschen bekommen Sodbrennen oder können nicht schlafen, wenn sie zu spät am Tag noch eine Tasse trinken. Dennoch ist das Heißgetränk bei uns sehr beliebt: In Deutschland werden pro Jahr und pro Kopf 167 Liter (Stand 2022) Kaffee konsumiert.

KAFFEE TUT GUT

Eine ganze Reihe von Studien hat gezeigt, dass sich Kaffee – in Maßen genossen – positiv auf uns auswirkt:

- Moderate Kaffeetrinker (drei bis fünf Tassen täglich) haben ein geringeres Risiko für Leber- und Gebärmutterschleimhaut-Krebs.
- Personen, die täglich mehrmals Kaffee (etwa 800 mg Koffein) trinken, senken zudem ihr Risiko für Typ-2-Diabetes teilweise um 30 %.
- Das Risiko für Bluthochdruck ist bei gewohnheitsmäßigen Kaffeetrinkern – Menschen also, die (fast) täglich Kaffee konsumieren – nicht erhöht.
- Kaffee schützt die Leber vor Schäden.

Unser Fazit:

Drei bis fünf Tassen Kaffee am Tag sind für die meisten Menschen nicht schädlich, sondern recht gesund. Dabei ist noch nicht klar, welche der vielen Inhaltsstoffe für die positiven Effekte verantwortlich sind – ob Koffein, die enthaltenen sekundären Pflanzenstoffe oder andere Bestandteile. Aber Achtung: Wer unter Herzrhythmusstörungen leidet, sollte seinen Arzt fragen, ob der eigene Kaffeekonsum okay ist. Denn: Zu viel Koffein kann bei manchen Menschen diese Beschwerden auslösen.

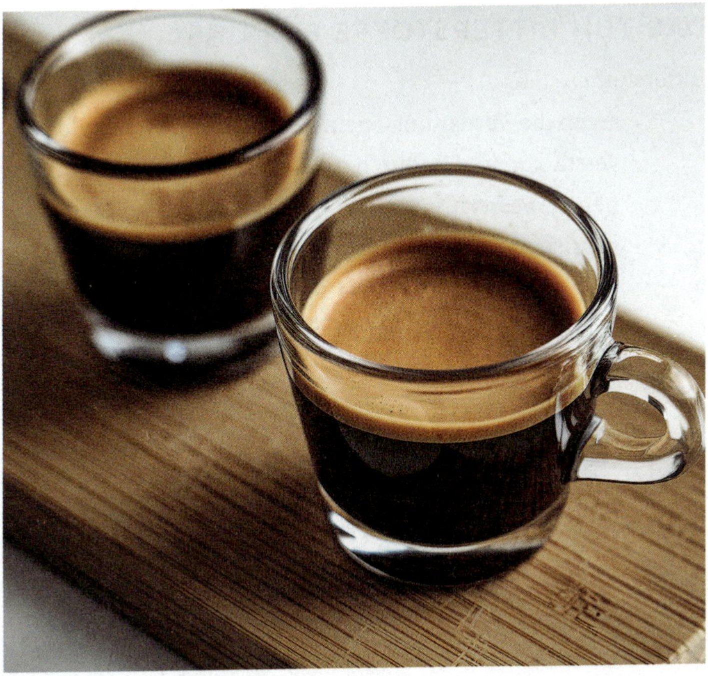

51. Was ist an bitteren Gemüsesorten so vorteilhaft?

Grapefruit, Löwenzahn und Chicorée schmecken nicht jedem. »Zu bitter«, lautet oft das Urteil. Dabei sind Bitterstoffe nicht nur gesundheitlich sehr wertvoll, sondern können auch beim Abnehmen helfen.
Bitterstoffe sind sekundäre Pflanzenstoffe wie Cumarine, Tannine und Saponine. Pflanzen produzieren sie, um Fressfeinde abzuschrecken. Auch Tiere fressen lieber Süßes als Bitteres. Bitterstoffe kommen in allen Pflanzen vor, aber in unterschiedlicher Dosis, sodass wir manche gar nicht als bitter empfinden.

DAS TUN BITTERSTOFFE FÜR UNS

Bitterstoffe ...

- regen die Verdauung an, indem sie die Speichelbildung verstärken und dadurch die Gallen- sowie Leberfunktionen verbessern,
- regulieren den Appetit und helfen so beim Abnehmen,
- verhindern Heißhungerattacken auf Süßes,
- verändern die Zusammensetzung des Darmmikrobioms.

FRÜCHTE UND GEMÜSE MIT BESONDERS VIELEN BITTERSTOFFEN:

- Chicorée
- Endivien
- Grapefruit

- Kohlgemüse (zum Beispiel Rosenkohl)
- Löwenzahn
- Oliven
- Pomelo
- Radicchio
- Rucola

KRÄUTER UND GEWÜRZE MIT HOHEM BITTERSTOFF-ANTEIL:

- Ingwer
- Kardamom
- Koriander
- Kurkuma
- Oregano
- Petersilie
- Pfeffer
- Pfefferminze
- Salbei
- Schwarzkümmel
- Senfkörner
- Zimt

Unser Fazit:

Greifen Sie gerne öfter zu Bitterpflanzen! Übrigens: An den bitteren Geschmack gewöhnt man sich.

52. Fleisch und Wurst: Wie (un)gesund sind sie wirklich?

Im Jahre 2015 stufte die Internationale Agentur für Krebsforschung (IARC) rotes Fleisch (Rind-, Kalb-, Schweine-, Schaf- und Lammfleisch) und verarbeitetes Fleisch wie Wurstwaren als krebserregend ein. Wie sicher ist diese Erkenntnis?

WIE VIEL FLEISCH UND WURST ESSEN WIR?

Im Jahre 2023 verzehrten wir hierzulande knapp 52 kg Fleisch pro Kopf – 25 kg davon in Form von Fleisch- beziehungsweise Wurstwaren. Das entspricht einem mittleren täglichen Fleischkonsum von 160 bis 170 g. Die Deutsche Gesellschaft für Ernährung (DGE) empfiehlt, nicht mehr als 300 g Fleisch und Wurst pro Woche zu essen. Dieser Wert wird von vielen Fleischessern wohl deutlich überschritten.

WAS SAGEN STUDIEN?

Im Jahr 2023 stellten Wissenschaftler fest, dass der Verzehr von unverarbeitetem rotem Fleisch das Risiko für Herz-Kreislauf-Erkrankungen um 11 % und von verarbeitetem Fleisch um 26 % erhöhte. Das Risiko für Typ-2-Diabetes stieg um 27 % bei unverarbeitetem und um 44 % bei verarbeitetem Fleisch. Andere Studien zeigten, dass rotes und verarbeitetes Fleisch das Brustkrebs-Risiko um 6 % und das Dickdarmkrebs-Risiko um 18 % erhöhen kann.

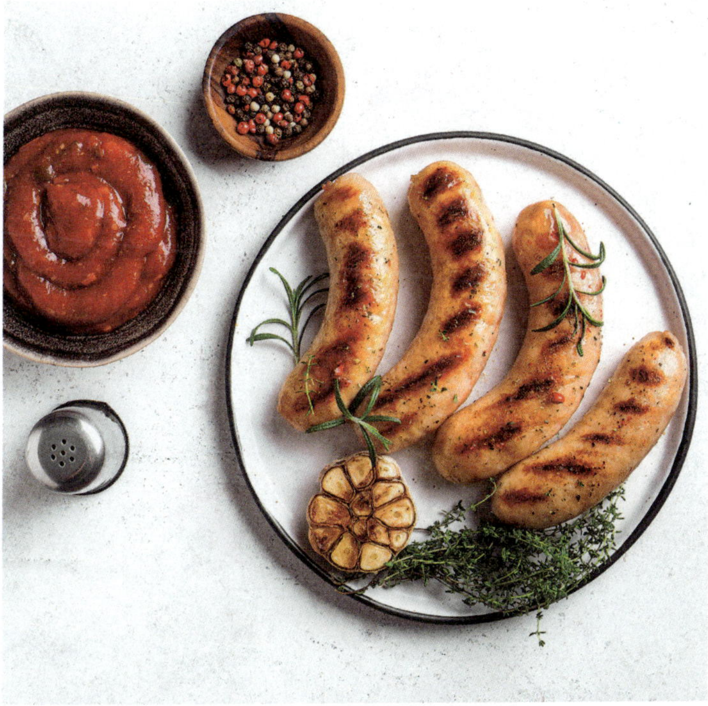

Unser Fazit:

Die gesundheitlichen Auswirkungen von Fleischkonsum basieren meist auf epidemiologischen Daten. Bisher liegen keine wissenschaftlich gesicherten Erkenntnisse aus Interventionsstudien vor. Deshalb bleibt der Einfluss von Fleisch auf unsere Gesundheit unklar. Daher gilt auch hier: Fleischgenuss mit Augenmaß.

53. Cholesterin: Wie viele Eier darf ich essen?

Eier sind wichtig für eine vielseitige Ernährung. Sie dienen als Proteinquelle (13 g/100 g), enthalten viel Vitamin B_{12} (1,8 µg/100 g), Vitamin E (2 mg/100 g) sowie weitere Vitamine und Mineralstoffe wie Kalzium, Eisen und Zink. Sie stellen deshalb insbesondere für Ovo-Lacto-Vegetarier (essen kein Fleisch und Fisch, aber Milchprodukte und Eier) eine wichtige Nahrungsquelle dar.

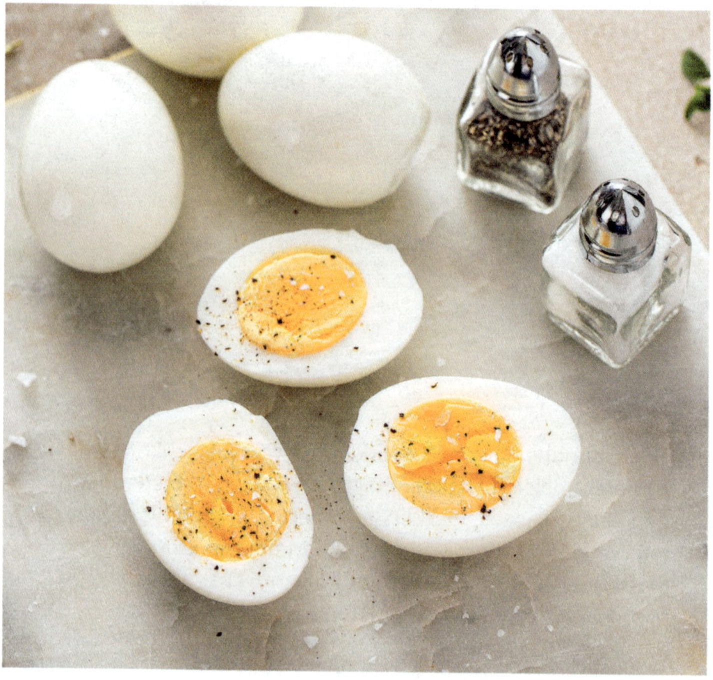

STUDIEN GEBEN ENTWARNUNG

Lange Zeit nahmen Wissenschaftler an, dass Eier aufgrund ihres hohen Cholesterinanteils Herz-Kreislauf-Erkrankungen und Typ-2-Diabetes fördern würden. Neuere Studien belegen jedoch, dass das so nicht stimmt.
Die Botschaft aktueller Studien lautet: Der Konsum von bis zu 4,5 Eiern pro Woche erhöht weder das Herz-Kreislauf-Risiko noch das Risiko für Schlaganfall oder die koronare Herzkrankheit (KHK). Für Personen mit Typ-2-Diabetes zeigen die Untersuchungen bei zunehmendem Eierkonsum ein leicht ansteigendes Risiko für Herz-Kreislauf-Erkrankungen. Sogar die Deutsche Gesellschaft für Ernährung (DGE) schreibt: »... zeigen die Studienergebnisse weder eindeutig negative noch eindeutig positive Auswirkungen des Eierverzehrs auf die untersuchten Endpunkte [gemeint sind Herz-Kreislauf-Erkrankungen]. Aufgrund dieser widersprüchlichen Ergebnisse kann aktuell keine konkrete Verzehrmenge für Eier abgeleitet werden.«

Unser Fazit:

Ebenso wie die DGE können wir aus den vorhandenen Daten nichts Konkretes empfehlen. Der Pro-Kopf-Verbrauch von Eiern in Deutschland lag 2023 bei 0,65 Eiern pro Tag oder 4,5 Eiern pro Woche. Wir halten diesen Konsum für angemessen – wobei nichts dagegenspricht, zu Ostern ein paar Eier mehr zu essen.

54. Ist Dinkel besser verträglich als Weizen?

Rund ein Fünftel der Menschen versucht heutzutage, auf Weizenprodukte zu verzichten. Stattdessen greifen viele zu Dinkelbrot und Ähnlichem, da sie diese als gesünder ansehen – bringt das wirklich Vorteile?

DINKEL IM WANDEL DER ZEIT

Dinkel ist eine Weizenart und zählt wie Einkorn und Emmer zu den Urgetreiden. Es wurde bereits vor Tausenden von Jahren angebaut und war im Mittelalter in ganz Europa verbreitet. Im 20. Jahrhundert wurde Dinkel zunehmend durch Weichweizen ersetzt, da dieser höhere Erträge bringt und einfacher zu verarbeiten ist. In den 1980er-Jahren wurde Dinkel dann im Zuge der Öko-Bewegung wiederentdeckt. Heute boomt Dinkelbrot – ob im Supermarktregal oder in der Bäckerei. Viele setzen darauf, da es als besser verträglich gilt. Ist das wirklich so?

DER GLUTENANTEIL VON DINKEL UND WEIZEN

Was viele nicht wissen: Dinkel enthält – wie alle Weizenarten – auch das Klebereiweiß Gluten. Zu Recht hüten sich Menschen mit Zöliakie vor diesem Getreide. Doch es sind lediglich 1 bis 2 % der Deutschen, die wegen einer Zöliakie kein Gluten zu sich nehmen dürfen und folglich strikt auf Weizen und Dinkel verzichten müssen. Weitere rund 7 % der Bevölkerung haben eine sogenannte Nicht-Zöliakie-Weizensensitivität (kurz: NZWS).

Das ist eine Erkrankung, bei der Menschen nach dem Verzehr von Weizen Beschwerden haben, ohne dass eine Zöliakie oder Weizenallergie vorliegt.
Interessanterweise vertragen Menschen mit einer Nicht-Zöliakie-Weizensensitivität Dinkel häufig gut – und das, obwohl Dinkel Gluten enthält.

WENN NICHT GLUTEN FÜR DIE BESCHWERDEN VERANTWORTLICH IST – WAS DANN?

Möglichkeit 1: Sowohl Weizen als auch Dinkel enthalten sogenannte FODMAPs. Diese Abkürzung steht für »fermentable oligo-, di-, monosaccharides and polyols«, zu Deutsch »vergärbare Mehrfach-, Zweifach-, Einfachzucker und mehrwertige Alkohole«. Von ihnen ist bekannt, dass sie bei empfindlichen Menschen – die beispielsweise unter dem Reizdarmsyndrom leiden – zu Verdauungsstörungen führen können. In Bezug auf den Vergleich Dinkel vs. Weichweizen scheint Dinkelmehl geringfügig weniger FODMAPs, insbesondere Fruktane, zu enthalten.
Möglichkeit 2: Ebenfalls als Auslöser von Nicht-Zöliakie-Weizensensitivität werden sogenannte »Amylase-Trypsin-Inhibitoren« (kurz: ATI) diskutiert, die in allen glutenhaltigen Getreidesorten vorkommen. Diese Eiweißstoffe produzieren die Pflanzen, um sich vor Fraßschäden durch Insekten und Mikroorganismen zu schützen. ATI hemmen die Verdauungsenzyme Alpha-Amylase und Trypsin, sodass die Tiere – ebenso wie wir – das Eiweiß im Getreide nicht vollständig aufspalten und aufnehmen können. Zugleich aktivieren ATI Immunzellen, die

entzündungsfördernde Botenstoffe freisetzen, was zu einer entzündlichen Reaktion im Darm führt und bei empfindlichen Menschen die Darmprobleme verursacht.
Es gibt glücklicherweise eine ganz einfache Methode, um den Gehalt von FODMAPs und ATI deutlich zu verringern: mit der Gehzeit des Teiges. Lässt der Bäcker den Teig länger als vier Stunden (idealerweise mehr als sechs Stunden) gehen, so beseitigen die Milchsäurebakterien und Hefen FODMAPs und ATI nahezu vollständig. In der industriellen Brotproduktion gehen Teige jedoch lediglich etwa eine Stunde, was dafür nicht ausreicht.

Unser Fazit:

Viele Stoffe im Dinkel als auch im Weizen können bei verdauungsempfindlichen Menschen zu unangenehmen Magen-Darm-Beschwerden führen. Die gute Nachricht ist, dass Sie durch die Art und Weise der Herstellung eines Dinkel- und Weizenbrots die Verträglichkeit beeinflussen können. Sowohl Dinkel als auch Weizenbrot können durch Sauerteig-Fermentation zu einer LowFODMAP-Option werden. In der Regel werden diese Lebensmittel somit besser vertragen.
Tipp: Wenn Sie nicht selbst backen wollen, suchen Sie sich eine Bäckerei, die Brote nach traditionellen Verfahren mit längeren Gehzeiten herstellt – zum Beispiel unter den Begriffen »FODMAP-arm« oder »lange Teigführung«.

55. Fisch: Wie viel sollte es pro Woche sein?

Laut den Empfehlungen der mediterranen Ernährung gehören Fisch und andere Meeresfrüchte mindestens zweimal pro Woche auf den Speisezettel – vor allem wegen ihres hohen Gehalts an Omega-3-Fettsäuren. Doch wie steht es mit der Überfischung, Giftstoffen und der zunehmenden Konzentration von Mikro- und Nanoplastik in Meerestieren?

OMEGA-3-FETTSÄUREN

Fettreiche Seefische wie Hering, Makrele und Lachs sind besonders reich an Omega-3-Fettsäuren. Hering zum Beispiel enthält etwa 3.000 mg der Omega-3-Fettsäuren EPA und DHA pro 100 g, Lachs etwa 1.700 mg. Fettarme Seefische wie Kabeljau, Scholle und Rotbarsch liefern nur etwa 28 bis 840 mg EPA und DHA pro 100 g. Fettreiche Süßwasserfische wie Forelle und Karpfen kommen auf 600 bis 700 mg EPA und DHA pro 100 g.
Wenn Sie Fisch aus Fischzuchten wählen, so unterscheiden sich die Omega-3-Gehalte je nach Fütterungsart. Erhalten die Tiere pflanzliche Eiweiße, sinkt der Gehalt an Omega-3-Fettsäuren. Hinzu kommt, dass in den Fischen mehr Omega-6-Fettsäuren stecken, was die positive Wirkung von Omega-3-Fettsäuren reduziert. Bekommen die Tiere spezielles, mit Fischöl angereichertes Futter, wie beispielsweise der Zuchtlachs, können sie auch bis zu 4.500 mg Omega-3-Fettsäuren enthalten.

DIESE SPEISEFISCHE SIND NICHT BEDROHT

Nach den Angaben des World Wide Fund For Nature (kurz: WWF), der Zeitschrift Ökotest und der Verbraucherzentrale Hamburg sind rund 90 % der Fischbestände überfischt und damit auf längere Sicht vom Aussterben bedroht. Die Verbraucherzentrale Hamburg hat im Dezember 2024 eine neue Liste von Fischarten herausgegeben, die aktuell nicht von Überfischung betroffen sind. Auf dieser Liste befinden sich zum Beispiel Flunder und Scholle aus der Ostsee, Schellfisch aus der Nordsee und Seelachs aus der Barentsee. Weiterführende Informationen finden Sie im Internet auf den Seiten des WWF (www.wwf.de), der Zeitschrift Ökotest (www.oekotest.de), der Verbraucherzentrale (www.verbraucherzentrale.de) oder Greenpeace (www.greenpeace.de) nach oder starten Sie eine Internetsuche mit dem Stichwort »Überfischung«.

SCHWERMETALLE, MIKRO- UND NANOPLASTIK

Fische enthalten nur sehr wenig von den Schwermetallen Blei und Kadmium. Ganz anders sieht es mit der Belastung durch Quecksilber aus. Hier gibt es eine Faustregel, die auch für den Anteil an Mikro- und Nanoplastik in Fischen gilt: Kleinere und vor allem jüngere Tiere tragen weniger Schadstoffe in sich. So enthalten Kabeljau, Seelachs, Seehecht und Hering ebenso wie Fische aus Aquakulturen für gewöhnlich sehr niedrige Schwermetall- und Plastikgehalte. Warum ist das so? Das liegt daran, dass große und alte Exemplare von Raubfischen wie Schwertfische, Haifische, Marlin, Speerfische oder große Thunfische in ihrem Leben viele kleine Meerestiere verzehren. Aber im Laufe der Zeit häuft sich eine beträchtliche Menge an Giftstoffen an. Daher raten wir vom Verzehr solcher Großräuber lieber ab.

Unser Fazit:

Um die Meeresbewohner zu schützen und letztlich auch uns selbst, bevorzugen wir ausschließlich Fischarten, die nicht bedroht sind. Für unsere Mahlzeiten verwenden wir außerdem lieber kleinere Arten wie Sprotten, Heringe oder Flundern. Wer keinen Fisch essen möchte, kann auch Algenöl verwenden. Es ist, ebenso wie Fisch, eine gute Quelle für die Omega-3-Fettsäuren EPA und DHA.

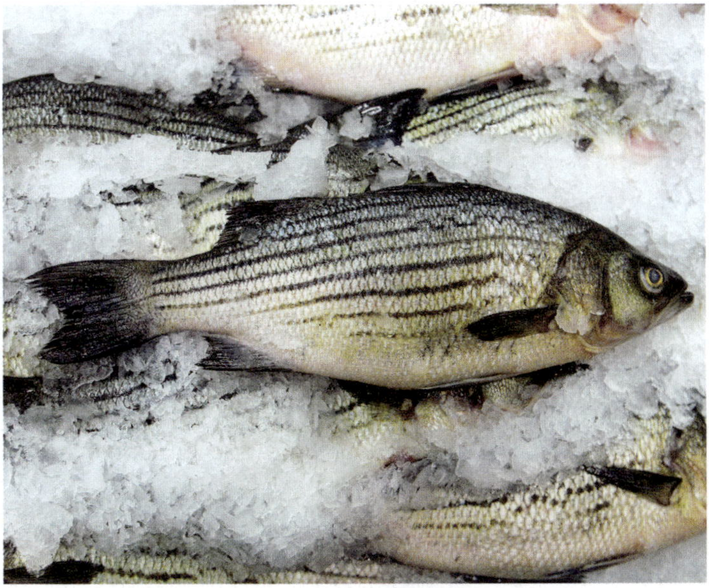

56. Beeren: Kleine Früchte, große Wirkung?

Heidelbeeren, Johannisbeeren, Hagebutten und Co. gelten als besonders gesund wegen ihres hohen Gehalts an Antioxidantien. Was bewirken diese im Körper und welche Beeren sind die besten?

FREIE RADIKALE MACHEN KRANK UND LASSEN UNS SCHNELLER ALTERN

Bei der Energiegewinnung in den Zellkraftwerken (Mitochondrien) unseres Körpers entstehen freie Radikale. Das passiert ständig und ist ein völlig normaler Vorgang. Doch wenn zu viele entstehen – etwa durch Rauchen, starken körperlichen oder psychischen Stress, Schlafmangel oder schlechte Ernährung –, schädigen sie gesunde Zellen. Freie Radikale können unter anderem Herzprobleme, Typ-2-Diabetes oder Krebs begünstigen sowie Alterungsprozesse beschleunigen.
Wie kann es sein, dass freie Radikale solche Krankheiten und Prozesse auslösen? Die Angriffe beziehungsweise Schäden, die sie verursachen, aktivieren zunächst das Immunsystem. Es löst während der Reparaturmaßnahmen unterschwellige Entzündungen im Körper aus, die wir selbst nicht wahrnehmen. Diese unbemerkten Entzündungen verändern die Innenwände von Arterien und begünstigen die Gefäßverkalkung, was langfristig einen Herzinfarkt oder Schlaganfall verursachen kann. Darüber hinaus können freie Radikale die insulinproduzierenden Beta-Zellen der Bauchspeicheldrüse schädigen und die Aufnahme des Einfachzuckers Glukose in Muskel- und Fettzellen behin-

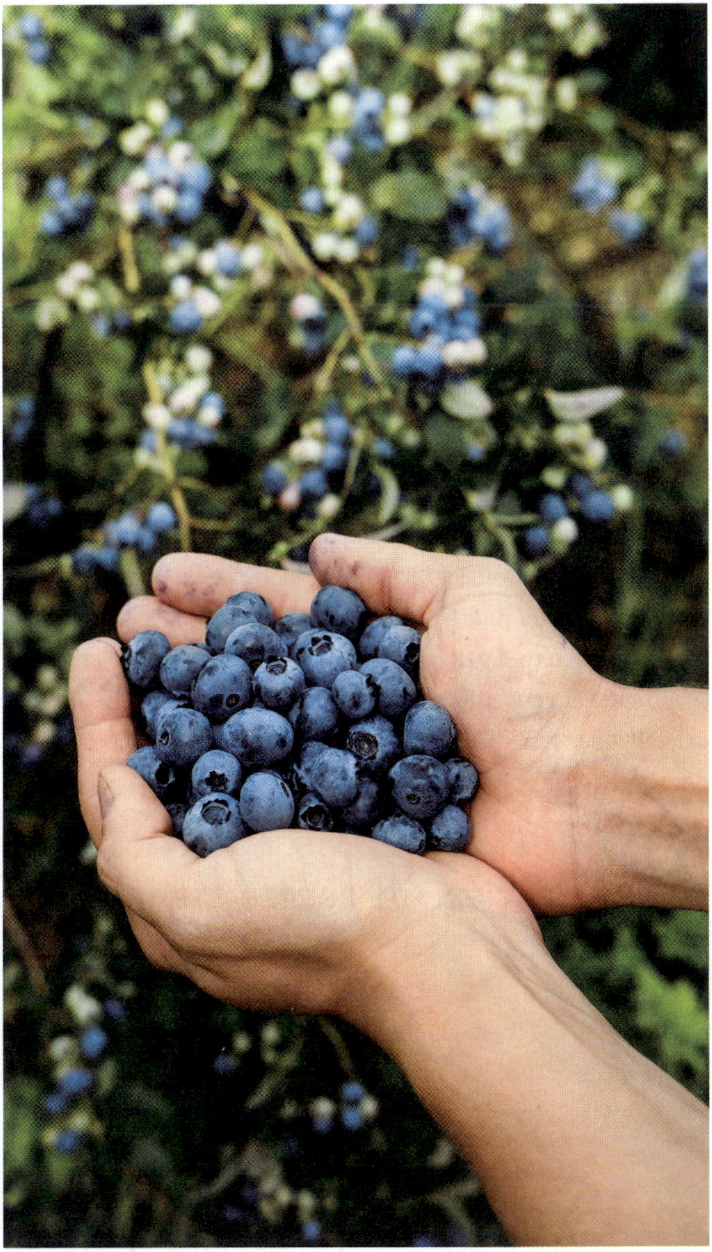

dern. Die Folge: Der Blutzuckerspiegel bleibt nach dem Essen länger erhöht, was auf Dauer einen Typ-2-Diabetes auslösen kann.
Freie Radikale sind sogar in der Lage, die Erbsubstanz DNA in den Zellen zu verändern. Wenn dabei Gene betroffen sind, die Krebs verursachen können, werden diese Zellen für das Immunsystem nahezu unsichtbar. Das führt dazu, dass die Zellen sich unkontrolliert vermehren und Tumore bilden. Die damit verbundenen entzündlichen Vorgänge aktivieren obendrein noch weitere Entzündungsfaktoren, welche das Wachstum der Krebszellen ankurbeln und die Bildung von Tochtergeschwülsten (Metastasen) fördern können.
Hinzu kommt, dass uns freie Radikale sowie unterschwellige Entzündungen schneller altern lassen: Die Zellkraftwerke produzieren weniger Energie, die Endstücke der Chromosomen verkürzen sich und verringern die Lebensdauer der Zellen. Geschädigte Zellen werden nicht mehr ersetzt, was die Funktion ganzer Organsysteme einschränkt – besonders gut zu sehen an der Haut durch Falten und Hautflecken.

ANTIOXIDANTIEN AUS BEEREN STEUERN DAGEGEN

Beeren enthalten eine Vielzahl von Antioxidantien, die freie Radikale unschädlich machen können. Dazu zählen die Vitamine C und E, die natürlichen Farbstoffe Betacarotin oder Lycopin, aber auch die sekundären Pflanzenstoffe namens Polyphenole.

Unser Fazit:

Wir empfehlen täglich eine Handvoll Beeren. Das gilt erst recht, wenn Sie rauchen oder viel Stress haben. Greifen Sie gern auch öfter zu Ingwer, Artischocken, Knoblauch, Rosmarin und Kurkuma. Auch diese Lebensmittel sind gute Radikalfänger.

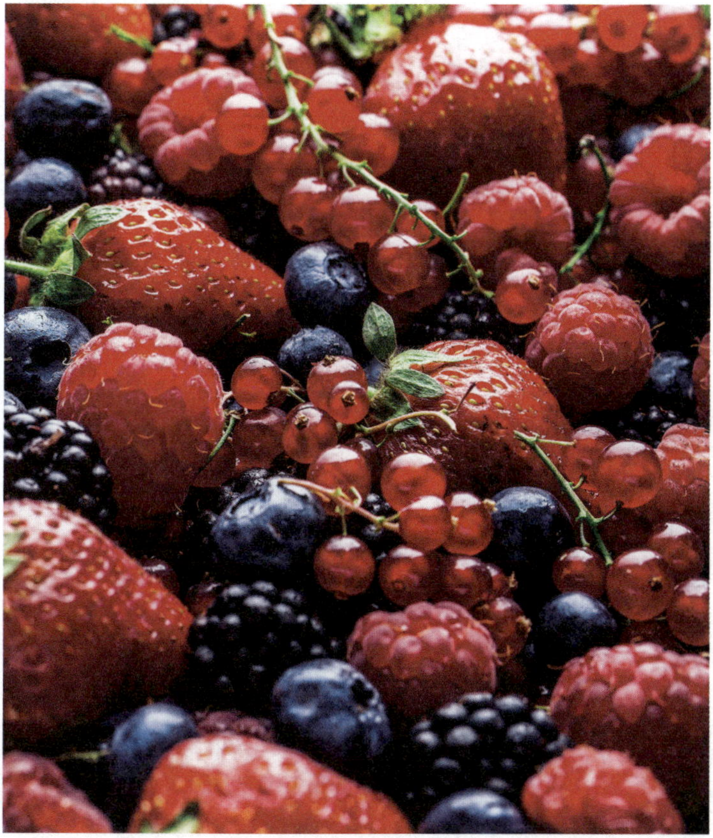

57. Ist Arsen im Reis ein Gesundheitsrisiko?

Arsen kann in hohen Dosen Haut-, Lungen-, Leber- und Harnwegskrebs sowie Herz-Kreislauf-Erkrankungen und schwere Hautschädigungen verursachen. Geringe Dosen führen zu Atemwegs-, Magen-Darm-Beschwerden und Typ-2-Diabetes. Arsen kommt in praktisch allen Reiserzeugnissen vor – wir klären, was das für den Verbraucher bedeutet.

WAS IST ARSEN?

Das Halbmetall Arsen ist überwiegend natürlichen Ursprungs und kommt weltweit in verschiedenen Gesteinsschichten vor. Wasser schwemmt den giftigen Stoff aus, wodurch er ins Trinkwasser gelangt und über die Wurzeln von Pflanzen aufgenommen wird. Außerdem kommt das Arsen aus Abgasen der Kohle- und Erdölverbrennung sowie dem Bergbau hinzu. Es verteilt sich weiträumig über die Luft und wird ebenfalls von Pflanzen über das Wasser aufgenommen.

SO GIFTIG IST ARSEN WIRKLICH

Es kommt in zwei Formen vor, als organisches Arsen und anorganisches Arsen. Die Unterscheidung ist wichtig, weil organisches Arsen – in großen Mengen beispielsweise in Fisch und anderen Meeresfrüchten enthalten – kaum giftig ist. Eine hohe Aufnahme von anorganischem Arsen hingegen könnte nicht nur Krebs auslösen, sondern auch Bluthochdruck, Typ-2-Diabetes und Nervenstörungen wie Epilepsie hervorrufen.

Wichtig: Wenn im Folgenden die Rede von Arsen ist, meinen wir anorganisches Arsen.
In einer Neubewertung des Giftstoffs legte die Europäische Behörde für Lebensmittelsicherheit (EFSA) den Grenzwert für die tägliche Aufnahme fest, ab dem das Gesundheitsrisiko ansteigt. Dieser liegt jetzt bei 0,06 µg je Kilogramm Körpergewicht pro Tag. Das bedeutet:
Wenn Sie beispielsweise 70 kg wiegen, könnte die tägliche Aufnahme über einen längeren Zeitraum von 4,2 µg Arsen unter Umständen bereits zu gesundheitlichen Schäden führen. Die allermeisten Lebensmittel enthalten nur geringe Mengen Arsen. Doch es gibt leider einige Ausreißer mit hohem Arsengehalt:

- Algen
- Reiswaffeln
- Vollkornreis
- Parboiled-Reis
- Langkornreis
- Basmati-Reis

Die Angaben zum Arsengehalt in Lebensmitteln variieren je nach Quelle. Klar ist jedoch, dass die oben genannten Lebensmittel relativ hohe Werte haben und nicht täglich gegessen werden sollten.

WAS BEDEUTET DAS FÜR DEN VERZEHR VON REIS?

Sushi, das hauptsächlich aus Reis und Algen besteht, besser höchstens zweimal pro Woche essen. Schon mit wenigen

Gramm Algen oder Vollkornreis können Sie die 4,2 µg (bei 70 kg Körpergewicht) erreichen.
Wenn Sie nur selten Reis essen, brauchen Sie sich keine Gedanken zu machen. Doch es gibt Kulturen oder Gerichte, bei denen Reis als Sättigungsbeilage dazugehört. Aber dafür gibt es eine Lösung: die richtige Zubereitungsart.
Die beste Kochmethode geht so: Reis eine Nacht lang in viel Wasser einweichen, dann das Wasser abgießen. Den Reis in reichlich Wasser kochen, das restliche Wasser nach dem Kochen abgießen und die Körner unter heißem Leitungswasser abspülen. So entfernen Sie bis zu 84 % des Arsens.

Unser Fazit:

Gegen gelegentlichen Reiskonsum spricht nichts. Von täglichem Verzehr, insbesondere von Vollkornreis, raten wir aber ab. Genauso sollten Sie bei Reiswaffeln aufpassen, da sie auch ein Risiko darstellen. Das gilt besonders für Kinder, da sie proportional zum Körpergewicht mehr Arsen aufnehmen.

58. Fleischersatz – gesund oder Chemie-Keule?

Nicht nur Veganer greifen gern zu Fleischersatzprodukten, auch immer mehr »Normalesser« möchten gern ab und zu auf Fleisch verzichten. So hat sich die Produktion in Deutschland von 2019 bis 2023 von 60.400 Tonnen auf 121.600 Tonnen mehr als verdoppelt. Bleibt die Frage, wie gesund solche Lebensmittel sind.

Die Fleischalternativen sollen so schmecken, so aussehen und sich so anfühlen wie Fleisch oder Fleischprodukte. Und das, obwohl die fleischfreien Produkte aus Sojabohnen, Erbsen, Lupinen oder Pilzen hergestellt sind. Das gelingt zunehmend besser. Und was die Ökobilanz von Fleischersatzprodukten angeht, so schneiden sie in der Regel besser ab als Fleisch und Wurst.

DIE ZUSATZSTOFFE MACHEN'S

Die Grundstoffe von Fleischersatzprodukten sind oft nachhaltiger als Fleisch und enthalten weniger schädliche Fette und Cholesterin, dafür allerdings Eiweiß mit geringerer biologischer Wertigkeit – also Proteine, die weniger gut vom menschlichen Körper in eigene Eiweiße umgewandelt werden können. Um einen fleischähnlichen Geschmack zu erzielen, sind viele Verarbeitungsschritte und Zusatzstoffe nötig: Aromen, Stabilisatoren, Verdickungsmittel und andere. Was davon jeweils gut oder weniger gut für unsere Gesundheit ist, müsste für jeden Stoff einzeln geprüft werden – eine Arbeit, die wir hier leider nicht leisten können. Fest steht aber, dass es sich bei Fleischersatzprodukten um stark verarbeitete Lebensmittel handelt, die grundsätzlich weniger empfehlenswert sind. Zudem können Zutaten wie Lupine und Soja Unverträglichkeiten auslösen.

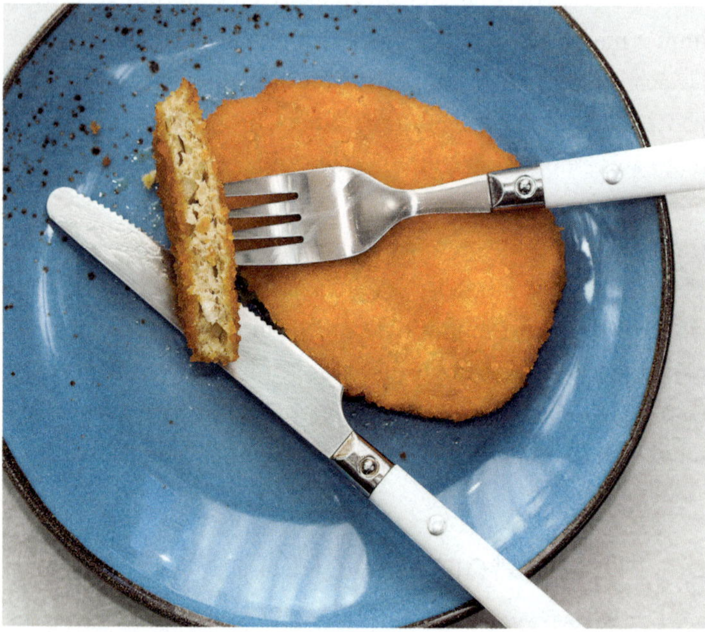

Unser Fazit:

Fleischersatzprodukte sind aus ökologischer Sicht durchaus eine sinnvolle Alternative zu Fleisch und Wurst. Bevor Sie das Erbsensteak oder Lupinenschnitzel in Ihren Einkaufswagen legen, sollten Sie einen Blick auf die Zutatenliste werfen. Hier gilt: Weniger ist mehr.

59. Was ist besser: Lachs aus Aquakultur oder Wildfang?

Lachs ist in Deutschland seit Langem mit einem Anteil von etwa 19 % der beliebteste Speisefisch – vor Alaska-Seelachs (rund 18 %), Hering (rund 17 %) und Thunfisch (zirka 11 %). Für den umwelt- und gesundheitsbewussten Verbraucher stellt sich jedoch die Frage, welcher Lachs am besten ist.

OHNE FRAGE: LACHS IST GESUND

Lachs enthält wie andere fette Seefische große Mengen an Omega-3-Fettsäuren, Vitamin D, Jod, Selen und Kalium. Diese Substanzen sind allesamt wichtig für eine gesunde Ernährung.

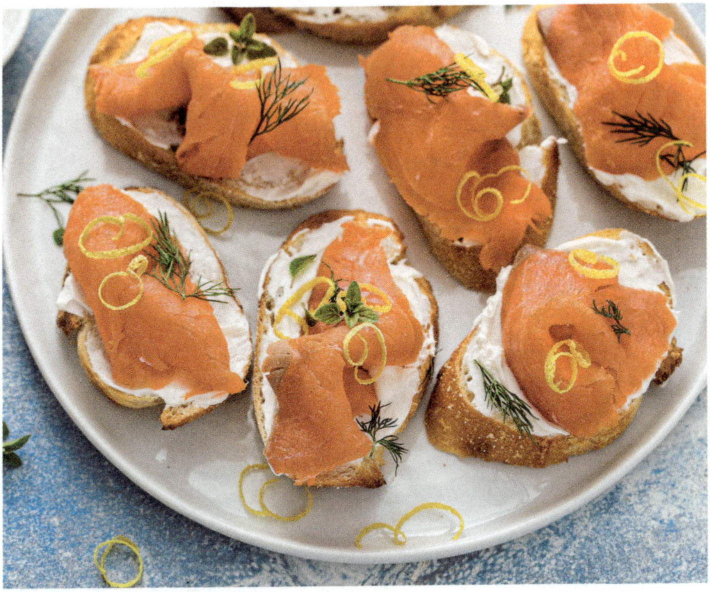

ZUCHT ODER NATÜRLICHER LEBENSRAUM: WAS IST BESSER?

Etwa jeder zweite Lachs, der in Deutschland serviert wird, stammt aus Norwegen. Diese Tiere werden entweder im Meer gefischt oder in Fischzuchtfarmen industriell produziert. Zuchtlachse weisen in der Regel mehr Gesamtfett auf und damit auch oft mehr Omega-3-Fettsäuren EPA und DHA. Der Grund: Die Tiere werden rund ums Jahr gefüttert. Nur wenn das Futter stark mit Pflanzenölen statt mit Fischöl angereichert wird, ist der Omega-3-Gehalt von Zuchtlachsen niedriger als der von Wildlachsen.

Zuchtlachs gilt aus ökologischer Sicht als sinnvoller, da beim Lachsfang auf hoher See andere Meeresbewohner mit betroffen sind (Stichwort: Beifang).

Unser Fazit:

Sie erkennen einen Omega-3-reichen Zuchtlachs an folgenden Punkten:

- mindestens 1 g EPA und DHA pro 100 g (s. Nährwerttabelle auf der Verpackung),
- ein Fettgehalt von rund 10 bis 14 %,
- Zertifikate wie ASC oder Bio, die eine Fütterung mit angereichertem Algenöl garantieren,
- eine kräftig orangerote Farbe mit feiner Marmorierung. Ein blasses oder graues Fleisch kann auf einen geringeren Omega-3-Gehalt hindeuten.

60. Haferdrink vs. Kuhmilch: Ein Vergleich

Die Supermarktregale sind voll davon: Haferdrinks. Mittlerweile hat sie sich als geeignete Alternative zur Kuhmilch – vor allem im Kaffee – etabliert. Schauen wir uns die ernährungsphysiologischen Vorzüge von Haferdrink und Kuhmilch mal genau an.

PFLANZENDRINKS SIND UMWELTFREUNDLICHER

Der allergrößte Teil der Kuhmilch aus Supermärkten stammt aus herkömmlicher Produktion, die sich kaum bis gar nicht an den natürlichen Bedürfnissen der Tiere orientiert. Da Rinder zudem große Mengen Treibhausgase ausstoßen und somit den Klimawandel vorantreiben, können wir die industrielle Milchproduktion keinesfalls als nachhaltig einstufen. Pflanzendrinks wie Haferdrinks lassen sich regional und mit wenig Energie- und Wasseraufwand produzieren. In puncto Umweltfreundlichkeit schneiden Haferdrinks deshalb erheblich besser ab als Kuhmilch.

KUHMILCH VS. HAFERDRINK: WELCHES LEBENSMITTEL SCHNEIDET BESSER AB?

Die Tabelle auf der folgenden Seite zeigt, wie die Nährstoffe beider Produkte zusammengesetzt sind.

	Kuhmilch	Haferdrink
Fett	4,0 %	1,1 %
Eiweiß	3,4 %	0,6 %
Kohlenhydrate	4,8 %	7,0 %
Mineralstoffe	0,8 %	0,5–0,6 %
Trockenmasse	zirka 13 %	zirka 9,2 %

Quelle: Kompetenzzentrum für Ernährung (KErn), https://www.kern.bayern.de/recherche/311893/index.php

Haferdrinks enthalten der Tabelle zufolge etwa nur ein Viertel des Fettgehalts und rund ein Fünftel des Eiweißgehaltes von Kuhmilch. Das Eiweiß in Haferdrinks besitzt außerdem eine geringere biologische Wertigkeit – also Proteine, die der menschliche Körper weniger gut in eigene Eiweiße umwandeln kann. Haferdrinks enthalten dafür mehr Kohlenhydrate. Damit besitzt Haferdrink eine höhere glykämische Last als Kuhmilch. Sie beeinflusst also den Blutzuckerspiegel stärker. Kuhmilch bietet zudem von Natur aus Vitamine wie B_1, B_2, B_6, B_{12}, C und Folsäure, die in Haferdrinks nur künstlich zugesetzt werden können.

Unser Fazit:

Kuhmilch hat ernährungsphysiologisch ein günstigeres Profil als Haferdrinks. Aber es spricht nichts gegen Haferdrink. Vielleicht schmeckt Sie ihnen besser oder Sie wollen aus ökologischen Gründen auf Kuhmilch verzichten und brauchen eine Alternative für den Kaffee. Nur übertreiben sollten Sie es nicht, damit Ihr Blutzuckerspiegel nicht ständig in die Höhe schießt.

61. Verändern Zuckerersatzstoffe unser Geschmacksempfinden?

Sicher kennen Sie den »Ich-will-mehr-Effekt« nach dem Konsum von Schokolade, Gummibärchen oder leckeren Keksen. Angenommen, diese Naschereien wären mit Zuckerersatzstoffen gesüßt: Gäbe es den gleichen Effekt?

NICHT NUR UNSERE ZUNGE NIMMT SÜSSES WAHR

Unsere Zunge hat Rezeptoren, die auf Süße reagieren. Schließlich ist der Mundraum die erste Station, die giftig (= bitter) und nicht giftig (= süß) unterscheiden muss, bevor wir etwas herunterschlucken. Auch im Magen-Darm-Trakt, in der Bauchspeicheldrüse und im Gehirn befinden sich solche Süße-Rezeptoren. Diese sind Teil eines komplexen Netzwerks, das Glukose verwendet, Insulin produziert und ganz allgemein die Nahrungsaufnahme steuert.

DAS RISKIO VON ZUCKERERSATZSTOFFEN

Einige Wissenschaftler vermuten, dass der häufige Konsum von Zuckerersatzstoffen unsere Süß-Wahrnehmung ändert. Solche Ersatzstoffe schmecken teils deutlich süßer als Haushaltszucker. Aspartam hat zum Beispiel eine 200-fach höhere Süßkraft als Zucker. Die Befürchtung: Wer sich an eine bestimmte Süße gewöhnt hat, könnte nährstoffarme, aber süße Speisen bevorzugen und nährstoffdichtes Obst und Gemüse links liegen lassen. Das wiederum könnte zu einer Gewichtszunahme führen.

Auch scheinen künstliche Süßstoffe wie Saccharin das Darmmikrobiom zu beeinflussen, was sich auf den Stoffwechsel und damit auf das Körpergewicht auswirken könnte. Obwohl künstliche Süßstoffe keine Kalorien haben, nicht vom Darm aufgenommen werden und quasi unverändert über den Stuhl ausgeschieden werden, können sie den Blutzuckerspiegel ähnlich stark ansteigen lassen wie Haushaltszucker.

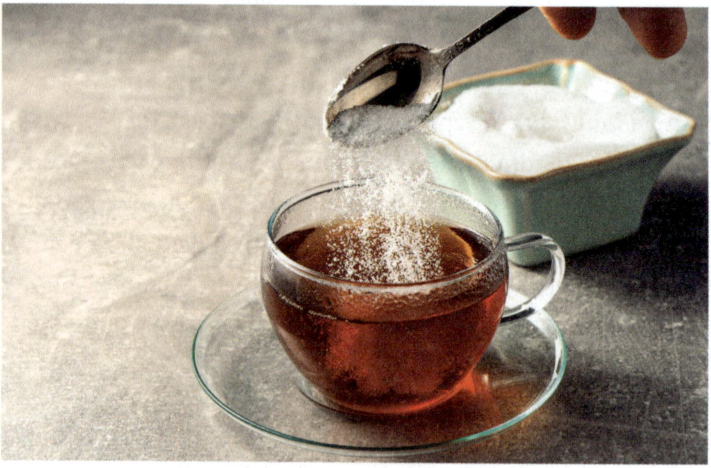

Unser Fazit:

Da die Untersuchungen zu unserer Fragestellung bei Weitem noch nicht abgeschlossen sind, können wir auch nur mutmaßen. Grundsätzlich raten wir Ihnen zur Vorsicht. Mit anderen Worten: Halten Sie Ihren Konsum von Zuckerersatzstoffen in einem kleinen Rahmen.

62. Wie wirkt sich Alkohol auf den Muskelaufbau und die Regeneration aus?

Immer mehr Menschen folgen dem »Sober«-Trend: Das bedeutet, bewusst auf Alkohol zu verzichten oder den eigenen Konsum stark zu reduzieren. Vom »mindful drinking« versprechen sich viele eine bessere Gesundheit, klareres Denken, erholsameren Schlaf und ein gesteigertes Wohlbefinden. Sollten auch sportlich Aktive besser keinen Alkohol trinken?

WAS MACHT ALKOHOL NACH DEM SPORT IM KÖRPER?

Entscheidend für den Erfolg beim Sport ist die Zeit nach dem Training. Denn dann beginnt der Körper, sich an die gestellten Anforderungen anzupassen. Das betrifft unter anderem den Muskelaufbau sowie die Regeneration möglicherweise beschädigten Gewebes, etwa feinster Muskelrisse. Wenn Sie nun nach dem Training Alkohol trinken, passiert Folgendes:

- Alkohol **hemmt die Synthese von Muskeleiweißen,** verringert also den Muskelzuwachs ebenso wie die Reparaturvorgänge.
- Alkohol kann die **Produktion des »Männlichkeitshormons« Testosteron hemmen**. Da Testosteron aber maßgeblich am Muskelaufbau beteiligt ist, wirkt Alkohol kontraproduktiv.

- Alkohol kann den **Cortisolspiegel erhöhen**, ein Stresshormon, das den Muskelabbau fördert und die Regeneration behindert.
- Alkohol wirkt **entwässernd**. Das bedeutet, er erhöht die Flüssigkeitsausscheidung und kann zu Dehydration führen. Dehydration wiederum beeinträchtigt die Muskelkraft, Ausdauer und Regeneration.
- Alkohol kann den **Schlaf verändern** und zu häufigerem Aufwachen in der Nacht führen. Insbesondere stört Alkohol den REM-Schlaf, der für die Regeneration und das Muskelwachstum wichtig ist.
- Alkohol kann die **Funktion des Verdauungstrakts beeinträchtigen** und die Nährstoffaufnahme reduzieren. Das reduziert die Menge an wichtigen Nährstoffen wie Vitaminen und Mineralien, die für Muskelaufbau und Regeneration von zentraler Bedeutung sind.
- Alkohol kann im Körper **Entzündungen fördern**, was ebenfalls den Muskelaufbau und die Regeneration behindert.

Unser Fazit:

Wenn Sie erfolgreich Sport treiben und Muskeln aufbauen wollen, sollten Sie von Alkohol besser die Finger lassen.

63. Nachhaltig essen – so geht's

Statistisch gesehen wirft jeder Verbraucher in Deutschland pro Jahr 76 kg Lebensmittel in die Tonne – so lauten die Zahlen des Bundesministeriums für Ernährung und Landwirtschaft für 2022. Rechnet man die Verluste bei der Produktion, Verarbeitung, im Handel und die Außerhaus-Verpflegung (etwa in Restaurants) hinzu, kommt man auf rund 10,8 Millionen Tonnen Lebensmittel, die jedes Jahr verschwendet werden. Nachhaltig ist das nicht. Um Ihren ökologischen Fußabdruck in Bezug auf Ernährung zu verbessern, vier Tipps:

1. Kaufen Sie auch krumme Gurken oder Möhren sowie Äpfel mit kleinen Schönheitsfehlern. So verhindern Sie, dass noch mehr hochwertige Waren im Müll landen.
2. Ernähren Sie sich überwiegend pflanzlich. Tierische Produkte wie Fleisch und Milchprodukte sind in Deutschland für 69 % der ernährungsbedingten Treibhausgasemissionen verantwortlich: 44 % macht davon die Fleischproduktion aus, 25 % Milch, Eier und Butter.
3. Planen Sie, was Sie die nächsten Tage kochen wollen, und kaufen Sie nur, was Sie wirklich benötigen. Lebensmittel, die Sie nicht umgehend verbrauchen, gehören zu einem großen Teil in den Kühlschrank – besonders leicht verderbliche Waren wie Fleisch, Fisch und Milchprodukte.
4. Greifen Sie zu Tiefkühlware (s. S. 154). So sind Sie gerüstet, falls Sie nicht dazu kommen, frische Ware einzukaufen. Gemüse hält sich tiefgekühlt zwischen 6 und

12 Monaten, Fleisch 3 bis 12 Monate und Fisch 2 bis 6 Monate.

5. Werfen Sie Lebensmittel, deren Mindesthaltbarkeitsdatum (MHD) abgelaufen ist, nicht gleich weg. Bei richtiger Lagerung sind die meisten Lebensmittel oft weit über das MHD hinaus genießbar. Sehen, riechen und schmecken Sie an dem Produkt, bevor Sie es wegwerfen. Entdecken Sie Schimmel, riecht oder schmeckt es untypisch, muss es natürlich weg.
6. Verzichten Sie möglichst auf Plastikverpacktes, Abreißtüten und Einweggeschirr. In manchen Läden oder auf Wochenmärkten finden Sie lose Ware, die Sie in mitgebrachten Stofftaschen verstauen können.

Unser Fazit:

Wenn viele von uns auch nur Kleinigkeiten im Alltag verändern, können wir für die Umwelt viel bewegen.

64. Regional & saisonal essen: Bringt das wirklich etwas?

Die Antwort lautet Ja – aber mit Einschränkungen. Wenn Sie Obst und Gemüse zur jeweiligen Reifezeit in Ihrer Region kaufen, sind die Transportwege kurz. Das verbessert die CO_2-Bilanz.

WARUM ES MANCHMAL SINNVOLL IST, NICHT REGIONAL EINZUKAUFEN

Wenn Sie beispielsweise Äpfel während der Erntesaison von August bis November (siehe Saisonkalender auf den nächsten Seiten) aus Deutschland kaufen, sind sie besonders frisch und nährstoffreich. Außerdem weisen sie auch die beste Ökobilanz auf, da die Transportwege kurz sind. Sie bekommen deutsche Äpfel aber auch von Dezember bis Mai – allerdings als Lagerware. Das Problem daran: Die Lagerung verbraucht große Mengen an Energie, sodass es ökologisch sinnvoller sein kann, in dieser Zeit Äpfel aus Übersee – zum Beispiel Neuseeland oder Chile – zu kaufen. Dabei ist die Ökobilanz ausländischer Äpfel weitaus besser, wenn sie mit dem Schiff statt per Flugzeug zu uns gebracht werden.

SAISONKALENDER OBST- UND GEMÜSESORTEN

Lebensmittel	JAN	FEB	MÄR	APR	MAI
Apfel					
Aubergine					
Birne					
Blaubeeren					
Blumenkohl					
Bohnen, grün					
Brokkoli					
Brombeeren					
Chinakohl					
Erbsen					
Erdbeeren					
Fenchel					
Frühlingszwiebeln					
Grünkohl					
Himbeeren					
Johannisbeeren					
Kartoffeln					
Kirschen					
Knollensellerie					
Kohlrabi					
Mangold					
Möhren					
Pak Choi					

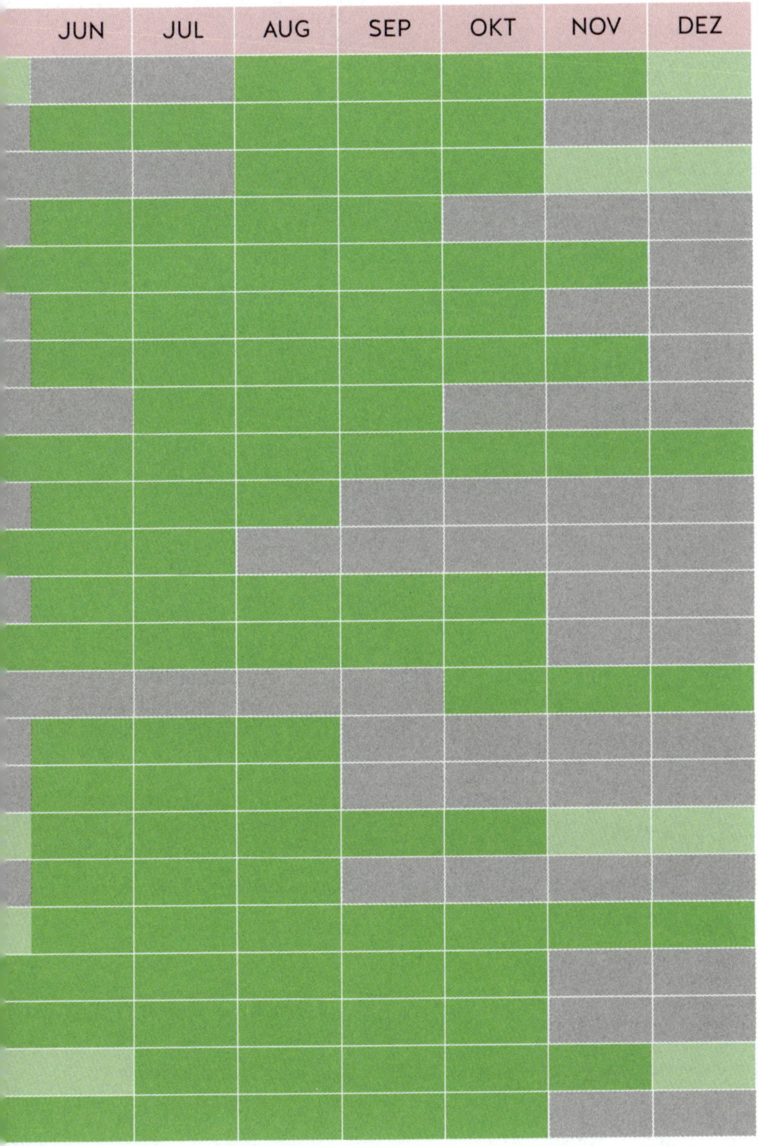
JUN
JUL
AUG
SEP
OKT
NOV
DEZ

Lebensmittel	JAN	FEB	MÄR	APR	MAI
Paprika					
Pastinaken					
Pflaumen					
Porree/Lauch					
Portulak					
Rhabarber					
Rettich					
Rosenkohl					
Spinat					
Spitzkohl					
Stachelbeeren					
Tomaten					
Wassermelonen					
Weintrauben					
Weißkohl					
Wirsing					
Zucchini					
Zwetschgen					
Zwiebeln					

Quelle: Saisonkalender für Obst und Gemüse, www.regional-saisonal.de

Legende:

Dunkelgrün = Saison

Hellgrün = nur Lagerware

Grau = keine Saison beziehungsweise keine Ware aus Deutschland erhältlich

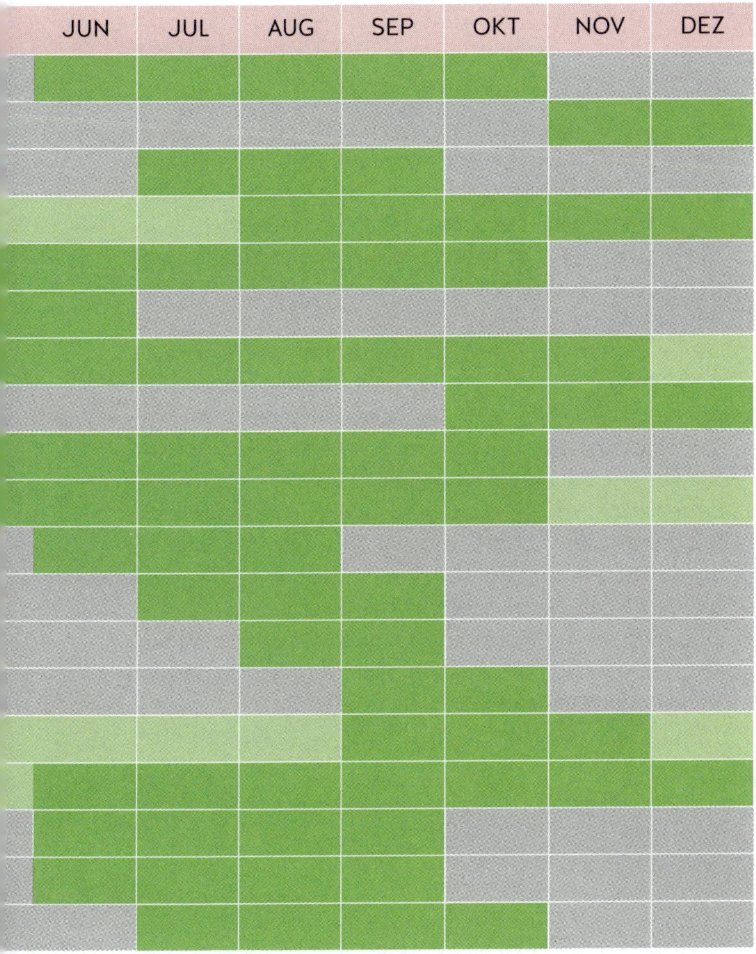
JUN
JUL
AUG
SEP
OKT
NOV
DEZ

Unser Fazit:

Je besser es Ihnen gelingt, sich saisonal und regional zu ernähren, desto besser ist das für Ihre Gesundheit, denn die Ware ist dann besonders frisch und gehaltvoll. Auch die Umwelt dankt es Ihnen. Vielleicht können Sie sogar das eine oder andere in Ihrem Garten oder auf dem Balkon anbauen – Tomaten, Zucchini oder Kräuter beispielsweise. Zudem wachsen Obstbäume und -sträucher auf öffentlichem Grund. Sie sind somit Allgemeingut. Greifen Sie zu, das ist völlig legal. Zu Zeiten, in denen bestimmtes Obst oder Gemüse bei uns keine Saison hat, können Sie die Ware aus dem Ausland kaufen. Besser noch: Sie setzen dann auf heimisches Obst und Gemüse, das eben bei uns gerade geerntet wird. So kann zum Beispiel Kohl sowie Wurzel- und Knollengemüse bis tief in den Winter geerntet und unkompliziert gelagert werden.
Übrigens: Sie verbessern die Ökobilanz auch, wenn Sie Ihren Einkauf zu Fuß, mit dem Fahrrad oder öffentlichen Verkehrsmitteln bestreiten statt mit dem Auto.

65. Essen gegen Bluthochdruck – was hilft?

Neben allgemeinen Maßnahmen wie viel körperlicher Bewegung und Stressabbau gibt es einige Ernährungstipps, die erhöhten Blutdruck senken können. Hier sind die wichtigsten.

BLUTHOCHDRUCK UND SALZ

Rund 10 bis 20 % der Gesunden und etwa 30 bis 50 % der Menschen mit Bluthochdruck reagieren auf Salzzufuhr mit einem Anstieg des Blutdrucks. Eine Einschränkung des Salzkonsums kann daher bei vielen Betroffenen bewirken, dass der Blutdruck sinkt. In diesen Fällen hilft eine einfache Ernährungsumstellung.

AUCH PFLANZLICHE KOST KANN HELFEN

In vielen pflanzlichen Lebensmitteln stecken Substanzen, die Bluthochdruck reduzieren können:

KALIUM

Die Deutsche Gesellschaft für Ernährung (DGE) empfiehlt Erwachsenen die Aufnahme von 4 g Kalium am Tag. Der Mineralstoff wirkt wie eine Entwässerungstablette (Diuretikum): Der Körper scheidet mehr Natrium aus und entspannt zudem die Blutgefäße. Dadurch sinkt der Blutdruck. Viel Kalium steckt in Sojabohnen, weißen Bohnen, Bananen, Süßkartoffeln, Spinat, Avocados, Bohnen und Joghurt.

MAGNESIUM

Ebenfalls wichtig zur Blutdrucksenkung ist eine ausreichende Versorgung mit Magnesium, für die die DGE Männern 350 mg am Tag empfiehlt, Frauen 300 mg. Viel Magnesium befindet sich in Sojabohnen, Hirse, Naturreis, Haferflocken, Garnelen, Spinat und Kohlrabi.

NITRAT

Im Körper werden Nitrate zu Nitriten umgebaut, die wiederum von Enzymen in Stickstoffmonoxid verwandelt werden. Diese Substanz entspannt die Blutgefäße und senkt so erhöhten Blutdruck. Große Mengen an Nitrat nehmen Sie mit diesen Lebensmitteln auf: Kopfsalat, Endivie, Eisbergsalat, Spinat, Mangold, Grünkohl, Chinakohl, Wirsing, Rote Bete, Radieschen und Rettich.

Unser Fazit:

Mit einer abwechslungsreichen, überwiegend pflanzlichen Ernährung beeinflussen Sie auch Ihren Blutdruck. Achten Sie insbesondere auf Ihren Salzkonsum. Wenn Sie Gewürze statt Salz verwenden, müssen Sie nicht auf Geschmack verzichten und tun gleichzeitig noch etwas Gutes für Ihren Blutdruck.

66. Gibt es entzündungshemmende Lebensmittel?

Viele von uns leiden unter einer unbemerkten Entzündung. Das liegt daran, dass eine unterschwellige Entzündung nicht die typischen Symptome wie Rötungen, Schwellungen und Schmerzen zeigt. Dennoch kann sie zu schweren Erkrankungen führen: Herzinfarkt, Schlaganfall und Diabetes mellitus Typ 2 beispielsweise. Um solche Entzündungsreaktionen einzudämmen, können Sie mit geeigneten Lebensmitteln gegensteuern.

DIESE SUBSTANZEN SOLLTEN SIE BEVORZUGT ESSEN

- **Omega-3-Fettsäuren:** Fisch (Lachs, Makrele, Hering), Leinsamen, Chiasamen, Walnüsse
- **Antioxidantien:** Obst, Gemüse (besonders Beeren, grünes Blattgemüse, Brokkoli), Kräuter, Gewürze (Kurkuma, Ingwer)
- **Ballaststoffe:** Vollkornprodukte, Hülsenfrüchte, Gemüse, Obst
- **Einfach ungesättigte Fettsäuren**: Olivenöl, Avocados, Nüsse

DIESE INHALTSSTOFFE SOLLTEN SIE MEIDEN

- **Gesättigte Fettsäuren**: fettes Fleisch, Wurstwaren
- **Transfette**: frittierte Lebensmittel, Backwaren, Fertigprodukte

- **Zucker und raffinierte Kohlenhydrate**: Süßigkeiten, Weißbrot, Limonaden. Die dadurch ausgelösten Blutzuckerschwankungen sind entzündungsfördernd.
- **Alkohol**: gar keiner oder mäßiger Konsum
- **Hochverarbeitete Lebensmittel**: Fertiggerichte, Chips oder industrielle Backwaren beispielsweise. Sie enthalten oft hohe Mengen an Zucker, Fett und Zusatzstoffen.

Unser Fazit:

Wenn Sie sich die oben genannten entzündungshemmenden Lebensmittel anschauen, fallen Ihnen vielleicht Parallelen zur Mittelmeerküche auf (s. S. 96). Gerade wenn Sie Risikofaktoren für Herz-Kreislauf-Erkrankungen haben (zum Beispiel Übergewicht) oder eine schleichende Entzündung bereits vorliegt, sollten Sie überprüfen, ob die mediterrane Ernährung etwas für Sie ist.

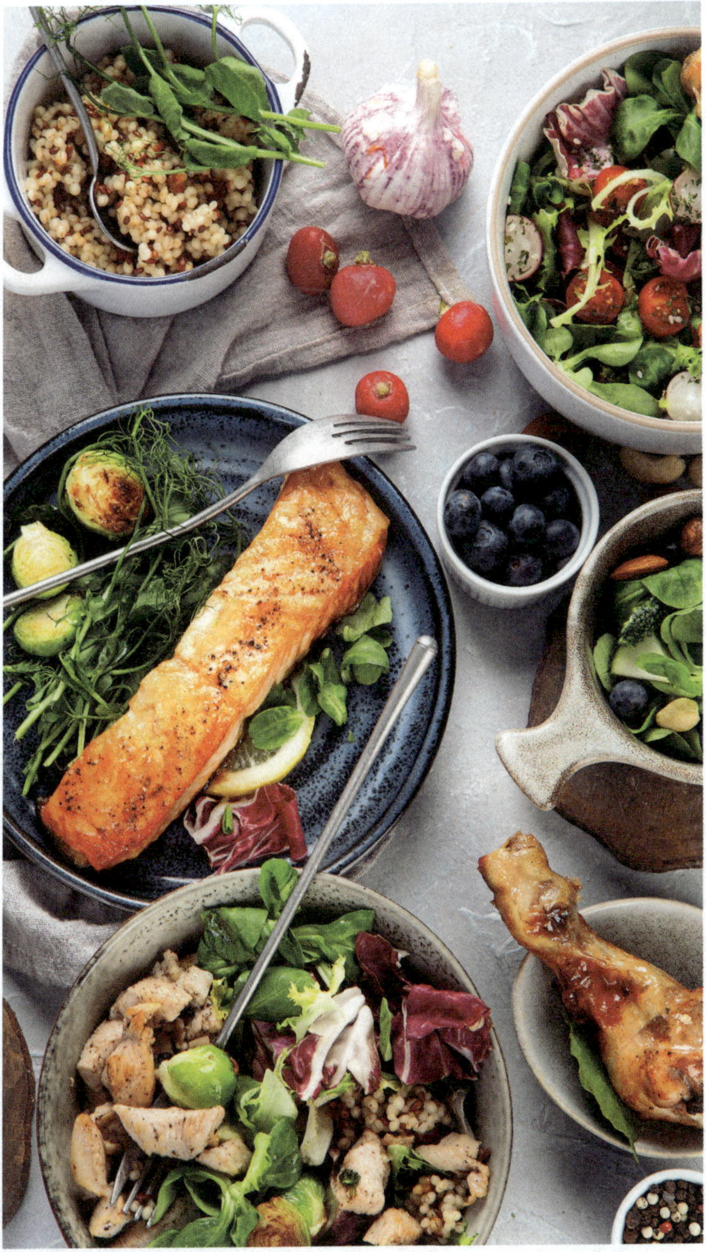

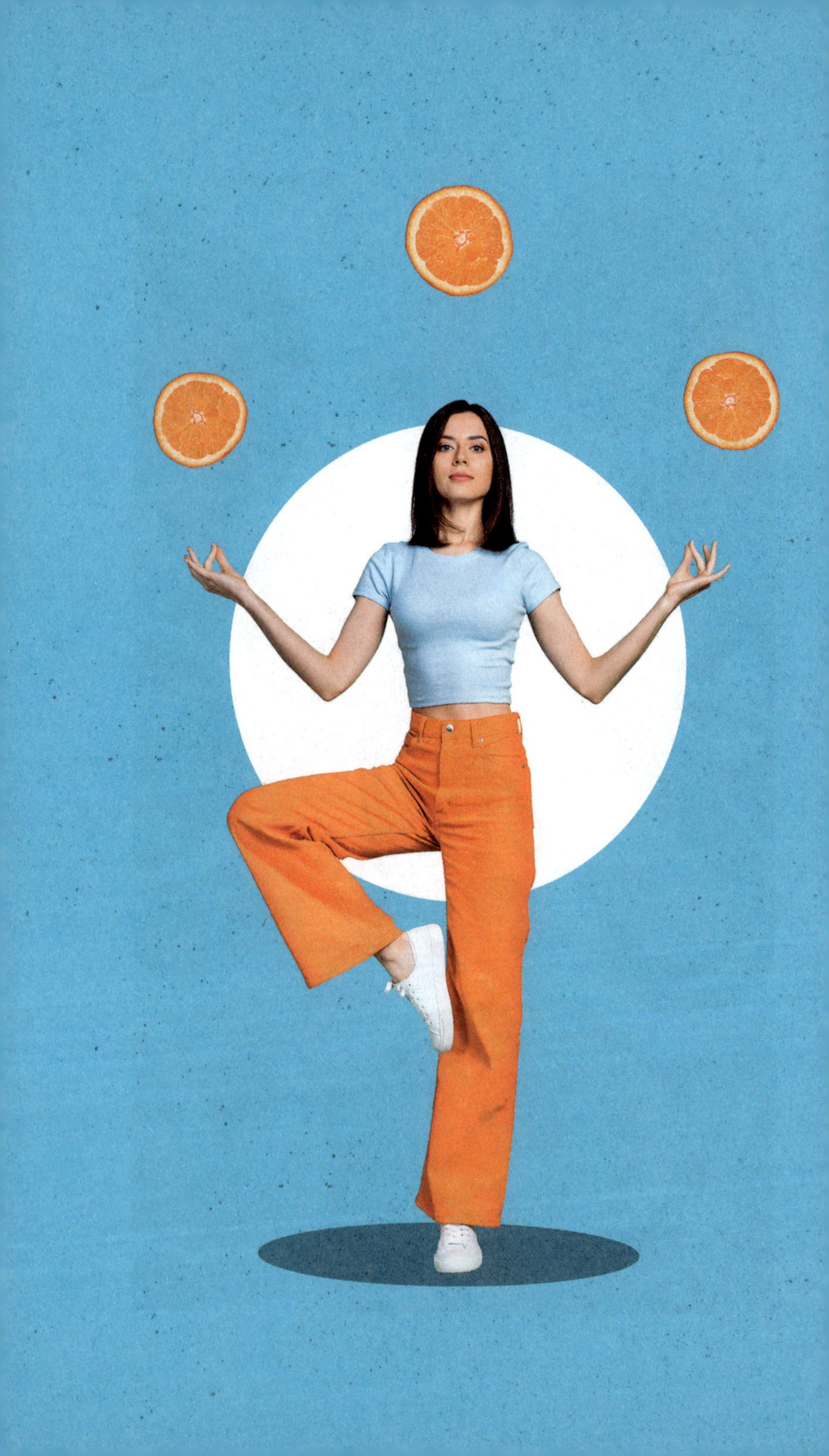

Ernährungs-irrtümer im Check

- → Sind Superfoods wirklich super?
- → Detox: Der Körper kennt keine »Schlacken«
- → Macht spätes Essen tatsächlich dick?
- → Das sollten Sie nach dem Sport essen – für einen optimalen Trainingserfolg

67. Superfoods: Müssen es wirklich immer Exoten sein?

Es gibt keine einheitliche Definition für den Begriff Superfoods. Im Allgemeinen zählen Lebensmittel dazu, die besonders reich an Vitaminen, Mineralien, Ballaststoffen und Antioxidantien sind. Wir nehmen einige dieser Powerfoods unter die Lupe und lassen sie gegen andere Lebensmittel »antreten«. So können Sie auf einen Blick sehen, ob sich ihr Superfood-Status halten kann.
Chiasamen enthalten viel Eiweiß, gesunde mehrfach ungesättigte Fettsäuren und Ballaststoffe. Ein Vergleich mit regionalen Leinsamen (zum Beispiel aus Österreich) zeigt, dass sich das heimische Produkt keineswegs verstecken muss:

Inhaltsstoff je 100 g	Chiasamen	Leinsamen
mehrfach ungesättigte Fettsäuren	23 g	21 g
Eiweiß	22 g	29 g
Ballaststoffe	40 g	39 g

Quelle: NatureClaim (https://natureclaim.com)

HINWEIS **Geschrotete Leinsamen werden schneller ranzig als ganze Samen. Also besser selbst schroten.**

Goji-Beeren werden als perfekte Vitamin-C-Quelle vermarktet. Wir haben Schwarze Johannisbeeren in der Tabelle gegenübergestellt. Das Fazit: Schwarze Johannisbeeren enthalten wesentlich mehr Vitamin C, dazu viel weniger Kalorien und fast viermal so wenig Zucker.

Inhaltsstoff je 100 g	Goji-Beeren (getr.)	Schwarze Johannisbeeren
Kalorien	343 kcal	53 kcal
Zucker	22 g	6 g
Vitamin C	48 mg	175 mg

Quellen: Healthline (www.healthline.com); NatureClaim (https://natureclaim.com); Heseker, D. H. Die Nährwerttabelle 2016/2017

Açai-Beeren gelten als besonders reich an natürlichen Farbstoffen, den Anthocyanen. Sie können unter anderem aggressive Sauerstoffverbindungen (freie Radikale) unschädlich machen. Wir lassen hier Heidelbeeren für das Battle antreten.

Inhaltsstoff je 100 g	Açai-Beeren	Heidelbeeren
Anthocyane	358 mg	387–487
* Wildheidelbeeren enthalten mehr Anthocyane als Kulturheidelbeeren aus dem Supermarkt		

Quelle: ThermoFisher Scientific, https://www.thermofisher.com/blog/food/evaluating-anthocyanins-in-powdered-berry-extracts-with-high-performance-thin-layer-chromatography

Avocados gelten als Superfood, weil sie auffallend viele mehrfach ungesättigte Fettsäuren enthalten. Doch wie schneiden sie ab im Vergleich zu Walnüssen?

Inhaltsstoff je 100 g	Avocado	Walnüsse
Fette	24 g	62 g
- davon einfach ungesättigte Fettsäuren	15 g	12 g
- davon mehrfach ungesättigte Fettsäuren	2 g	42 g

Quelle: Heseker, D. H. Die Nährwerttabelle 2016/2017

Quinoa gilt vor allem Veganern als attraktive Eiweiß- und Eisenquelle. Kann sie gegen Hirse bestehen?

Inhaltsstoff je 100 g	Quinoa (Mehl)	Hirse (Mehl)
Eiweiß	14 g	11 g
Eisen	4,6 mg	3 mg

Quelle: Heseker, D. H. Die Nährwerttabelle 2016/2017

Unser Fazit:

Wie Sie im Vergleich gesehen haben, schneiden andere Produkte ebenso gut oder sogar besser ab als die hoch gehypten und oft ziemlich teuren Superfoods. Es lohnt sich also, beim Einkauf auch nach heimischen Superfoods Ausschau zu halten.

68. Detox: Frühjahrsputz für den Körper?

Detox ist die Kurzform des englischen Begriffs »detoxification« und bedeutet »entgiften«. Es heißt, mit Detox könnten wir uns von schädlichem Ballast befreien, uns vitaler fühlen und leicht ein paar Kilos verlieren. Stimmt das wirklich?

SCHLACKEN IM KÖRPER

Tatsächlich können sich manche Giftstoffe, die wir über die Luft oder unsere Nahrung aufnehmen, im Körper anreichern. Gemeint sind Schwermetalle wie Kadmium oder Pestizide aus der landwirtschaftlichen Produktion. Detox-Verfechter gehen davon aus, dass sich im Körper »Schlacken« und andere Stoffwechselendprodukte anhäufen und uns krank machen können. Es gibt keine Studien, die belegen, dass Detox-Programme uns von Umweltschadstoffen reinigen können. Sicher ist, dass sich unser Körper gut selbst sauber halten kann: Stoffwechselendprodukte und Gifte entsorgt er sehr effektiv über Leber, Nieren, Darm, Lunge und Haut.

Unser Fazit:

Im Prinzip geht es darum, Leber und Nieren zu entlasten und sie bei ihrer Entgiftung zu unterstützen. Unsere beste Detox-Formel lautet daher: ausgewogen und pflanzenbasiert essen sowie ausreichend trinken.

69. Macht essen nach 19 Uhr dick?

Die Frage klingt einfach. Doch die Antwort ist leider nicht so eindeutig, wie wir es gerne hätten.

STUDIENLAGE IST UNKLAR

Es ist in der Wissenschaft nach wie vor umstritten, ob späte Mahlzeiten das Körpergewicht erhöhen. Manche Forscher sehen keinen Zusammenhang, andere kommen zu der Ansicht, spätes Essen von kalorienreichen Lebensmitteln könne zu einer Gewichtszunahme führen. Angesichts dieser unklaren Studienlage kommt die Deutsche Gesellschaft für Ernährung (DGE) zu dem Schluss, dass es letztlich entscheidend ist, wie viele Kalorien man über den ganzen Tag verteilt aufnimmt und verbraucht.

ÜPPIGE MAHLZEITEN AM ABEND BEEINFLUSSEN DEN SCHLAF

Späte und schwere Mahlzeiten stören eindeutig das Ein- und Durchschlafen. Ebenso klar ist, dass qualitativ schlechter oder zu wenig Schlaf das Körpergewicht negativ beeinflusst: Wer schlecht schläft, nimmt oft mehr Kalorien zu sich, was wiederum das Gewicht erhöhen kann.

Unser Fazit:

Auch wenn wir die Frage nicht befriedigend beantworten konnten, haben wir ein paar Tipps für Sie:

- Achten Sie darauf, Ihre Mahlzeiten gleichmäßig über den Tag zu verteilen.
- Nehmen Sie die letzte Mahlzeit des Tages zirka 2 bis 3 Stunden vor dem Zubettgehen ein. Dieses Essen sollte Sie zwar sättigen – und so verhindern, dass Sie spätabends oder nachts noch Hunger bekommen –, aber nicht schwer im Magen liegen. Geeignet sind beispielsweise Suppen, gedünstetes Gemüse, mageres Fleisch, gedünsteter Fisch und Salate.
- Achten Sie auf eine ausreichend lange Essenspause über Nacht. 12 Stunden ohne Nahrungsaufnahme können Ihren Körper bei der Selbstregeneration unterstützen und einen gesunden Stoffwechsel begünstigen (s. S. 94).

70. Sollte ich unmittelbar nach dem Sport etwas essen?

Direkt vor dem Sport sollten wir keine üppige Mahlzeit mehr zu uns nehmen – so viel wissen die meisten. Doch wie sieht es mit dem Essen **nach** einer Trainingseinheit aus? Was führt zum größtmöglichen Trainingserfolg? Diese Frage beschäftigt viele Hobbysportler. Wir werden ihr auf den Grund gehen.

SCHNELLSTMÖGLICHE ERHOLUNG FÜR OPTIMALEN TRAININGSERFOLG

Rasche Erholung nach dem Sport steigert den Trainingserfolg und ermöglicht es, zügig mit einer neuen Trainingseinheit zu beginnen. Um die körperliche Regeneration zu beschleunigen, sind Kohlenhydrate, Proteine und Flüssigkeit mit Elektrolyten entscheidend.

KOHLENHYDRATE

Während des Trainings werden die Glykogenspeicher in Muskeln und Leber geleert. Das Wiederauffüllen dieser Speicher ist wichtig, um bei künftigen Trainingseinheiten genug Energie zu haben. Kohlenhydrate mit hohem glykämischen Index (Weißbrot, Kartoffeln, Sportgetränke) werden schnell verdaut und aufgenommen, was zu einem raschen Anstieg des Blutzuckerspiegels führt und die Glykogenspeicherung fördert.

Carbs nach dem Sport

Die Lösung: Innerhalb der **ersten vier Stunden** nach einem wirklich harten Training – sonst ist das nicht unbedingt nötig – sollten Sie 1 bis 1,2 g schnell verwertbare Kohlenhydrate pro Kilogramm Körpergewicht zu sich nehmen. Dazu zählen beispielsweise Weißbrot, Reis, Kartoffeln, Cornflakes sowie isotonische Sportgetränke.

PROTEINE

Training, insbesondere Krafttraining, führt zu Muskelschäden. Proteine sind essenziell für die Muskelreparatur und den Muskelaufbau. Sie liefern die notwendigen Aminosäuren, um beschädigte Muskelproteine zu reparieren und neue aufzubauen. Eine Proteinzufuhr nach dem Training stimuliert die Muskelproteinsynthese.

Proteinzufuhr nach dem Sport

Die Lösung: Konsumieren Sie nach dem Sport – idealerweise **innerhalb von 30 Minuten** – schnell verdauliche Proteine wie Molkenprotein, Eier, mageres Fleisch, Fisch oder Geflügel. Ernährungswissenschaftler empfehlen 0,25 bis 0,3 g Eiweiß pro Kilogramm Körpergewicht (also rund 20 bis 40 g).

FLÜSSIGKEIT UND ELEKTROLYTE

Beim Schwitzen verliert der Körper Flüssigkeit und Elektrolyte wie Natrium und Kalium. Das Wiederauffüllen ist essenziell für das Elektrolyte-Gleichgewicht und die normale Funktion von Muskeln und Nerven.

Trinken nach dem Sport

Die Lösung: Ersetzen Sie den Flüssigkeitsverlust durchs Schwitzen **so bald wie möglich**. Geeignet ist (Mineral-) Wasser, Früchte- oder Kräutertee oder ein isotonisches Sportgetränk.

Unser Fazit:

Wenn Sie sich als Hobbysportler betätigen, sind Sie mit den oben genannten Lösungen auf der sicheren Seite. Falls Sie aber sehr intensiv trainieren, um sich beispielsweise auf einen Triathlon vorzubereiten, kann es sinnvoll sein, einen qualifizierten Ernährungsberater oder Sportdiätassistenten zu Rate zu ziehen. Die Experten können gezielt einen individuellen Ernährungsplan ausarbeiten, der Ihr Training noch effektiver macht.

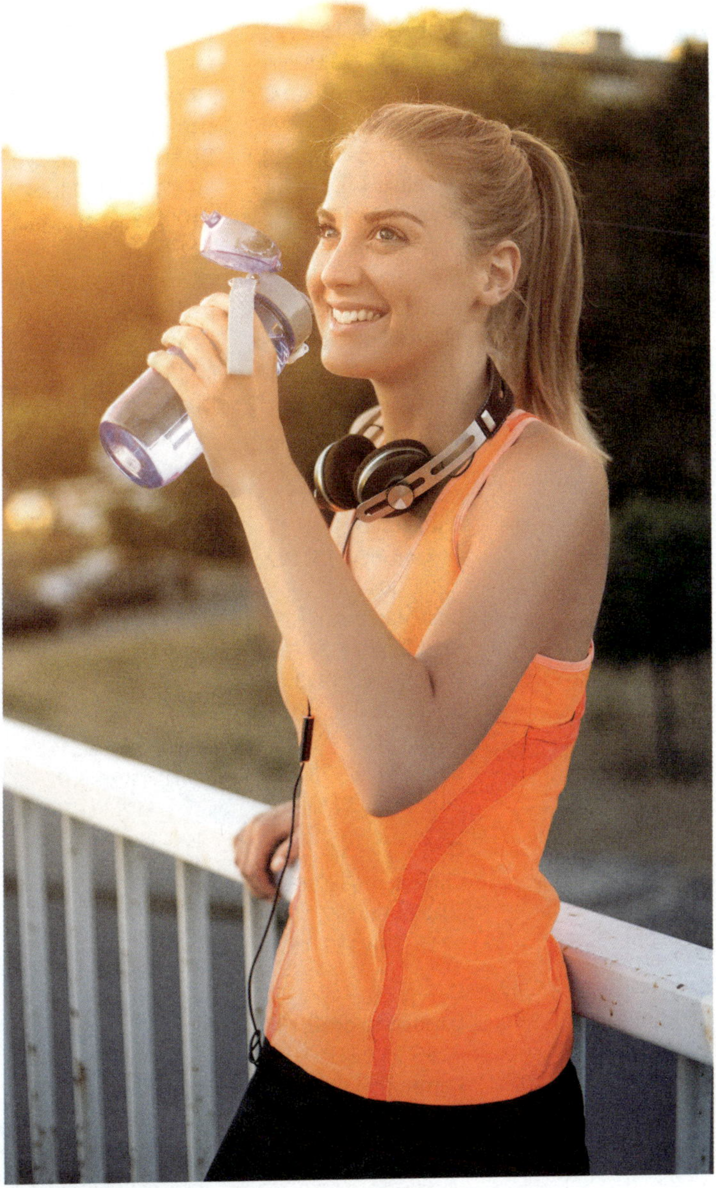

Sachregister

ÜBER DIE AUTOREN

ACHIM SAM

ist Diplom-Oecotrophologe, Bestsellerautor und zählt zu den bekanntesten Ernährungsexperten Deutschlands. Nach seiner aktiven Zeit als Radsportler studierte er Ernährungswissenschaften und Journalismus in Hamburg, arbeitete als Redakteur, Ressortleiter und im Verlagsmanagement. Mit seinem Bühnenprogramm *Iss was?!* ging er auf Deutschlandtour und begeisterte Zehntausende. Er war Vice President eines führenden Fitnessunternehmens, entwickelte Ernährungsprogramme unter anderem für Influencerin Sophia Thiel und moderierte den preisgekrönten Podcast *ISS SO*. Darüber hinaus doziert er an Hochschulen und berät Unternehmen sowie Vereine der Fußball-Bundesliga. Nach der Krebserkrankung seiner Frau Verena schrieb er mit ihr das Buch *Der Krebskompass*. Achim Sam ist ein gefragter TV-Experte in zahlreichen Talkshows. Seit 2024 ist er zudem Host der ZDF-Reihe *Die Öko-Challenge*, hat seit 2025 eine eigene Rubrik im SAT.1-Frühstücksfernsehen und ist mit seinem Podcast *Iss – Ernährungswissen mit Biss* zu hören.

PROF. DR. MED. CHRISTIAN SINA

st Internist, Gastroenterologe und Professor für Ernährungsmedizin. Nach seinem Medizinstudium an den Universitäten in Rostock, Aarhus (Dänemark) und Brown (USA) folgte 2004 die Facharztweiterbildung zum Internisten und 2010 zum Gastroenterologen am Universitätsklinikum Schleswig-Holstein. 2012 habilitierte Professor Sina zum Thema der funktionellen Genetik chronische entzündlicher Darmerkrankungen an der Universität zu Lübeck. Er ist Gründungsdirektor des Instituts für Ernährungsmedizin am Universitätsklinikum Schleswig-Holstein und seit 2016 Leiter des Studiengangs Medizinische Ernährungswissenschaft an der Universität zu Lübeck. In seiner Forschung beschäftigt er sich mit der Frage, wie Ernährung im individuellen Kontext zielgenau zur Prävention und Therapie chronischer Erkrankungen eingesetzt werden kann. Professor Sina ist Mitherausgeber der Aktuellen Ernährungsmedizin, Vorstandsmitglied der Deutschen Gesellschaft für Mukosale Immunologie & Mikrobiom und am Aufbau und der Weiterentwicklung diverser Start-ups beteiligt.

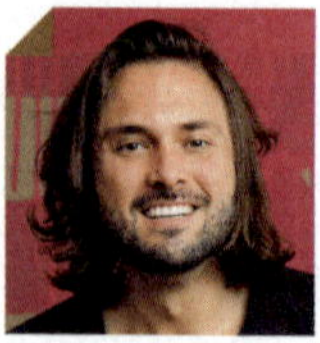

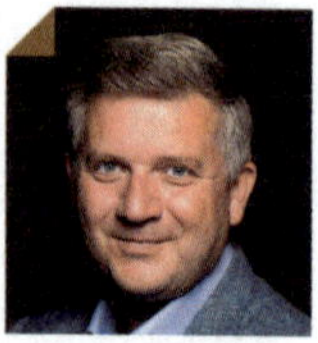

ZU DEN AUTOREN

Achim Sam ist Diplom-Oekotrophologe, Bestsellerautor und gefragter Ernährungsexperte. Er ist u. a. als Berater tätig, moderierte den erfolgreichen Ernährungs-Podcast *ISS SO*, ist Host der ZDF-Reihe *Die Öko-Challenge* und hat seit 2025 eine eigene Rubrik im SAT.1-Frühstücksfernsehen.

Prof. Dr. med. Christian Sina ist Internist, Gastroenterologe und Professor für Ernährungsmedizin am Universitätsklinikum Schleswig-Holstein. Er leitet das Institut für Ernährungsmedizin und den Studiengang Medizinische Ernährungswissenschaft an der Universität zu Lübeck.

Bernd Neumann war Leiter des Ressorts Medizin bei der FIT FOR FUN und leitete anschließend die Internetredaktion der Zeitschrift. Seit 2002 arbeitet er als freischaffender Journalist zu Themen Gesundheit, Ernährung, Fitness und Wellness.

DIE BÜCHERMENSCHEN HINTER BÖSE MILCH UND GUTER DINKEL?

Verlagsleitung: Eva-Maria Hege
Lektorat: Stella Paschen
Korrektorat: Andrea Lazarovici
Mitarbeit am Text: Bernd Neumann
Umschlag und Layout: Editorial Design, Sabine Krohberger, München
Satz: Christopher Hammond
Herstellung: Pia Schwarzmann
Reproduktion: Longo AG, Bozen
Druck & Bindung: Livonia Print, Lettland

Grillparzerstraße 8, 81675 München

www.gu.de/kontakt | hallo@gu.de

GU ist eine eingetragene Marke der GRÄFE UND UNZER VERLAG GmbH

1. Auflage 2025, ISBN: 978-3-8338-9534-0

WICHTIGER HINWEIS

Die Gedanken, Methoden und Anregungen in diesem Buch stellen die Meinung bzw. Erfahrung des Verfassers dar. Sie wurden vom Autor nach bestem Wissen erstellt und mit größtmöglicher Sorgfalt geprüft. Sie bieten jedoch keinen Ersatz für persönlichen kompetenten medizinischen Rat. Jede Leserin, jeder Leser ist für das eigene Tun und Lassen auch weiterhin selbst verantwortlich. Weder Autor noch Verlag können für eventuelle Nachteile oder Schäden, die aus den im Buch gegebenen praktischen Hinweisen resultieren, eine Haftung übernehmen.

BILDNACHWEIS

Gulliver Theis: Autorenfotos Achim Sam; Peter Lund, eachfilm GmbH: Autorenfotos Prof. Dr. Christian Sina; Claudia Klein: Illustrationen S. 43, 98 u. 104; Shutterstock: S. 130 (asiandelight); 193 (Bojsha); 68 (Carey Jaman); 198 (Dorota Milej); 182 u. 199 (Elena Veselova); 166 (Esin Deniz); 143 (Ground Picture); 78 (Hryshchyshen Serhii); 231 (InesBazdar); 30 (Kulkova Daria); 191 (Lobachad); 177 (mariaeleman); 189 (mikeledray); 109 (Nastyaofly); 151 (Natalia Mechik); S. 64, 127, 138 und 164 (New Africa); 181 (Oksana Mizina); 45 (Olena Rudo); 155 (pundapanda); 54 (Rimma Bondarenko); 2, 10, 18, 80, 106, 124, 146, 158 u. 220 (Roman Samborskyi); 122 (Sea Wave); 88 (Sergii Koval); 204 (SerPhoto); 149 (Tatevosian Yana); S. 23 u. 219 (Tatjana Baibakova)

G|U

LIEBE LESERIN, LIEBER LESER,

wie wunderbar, dass du dich für ein Buch von GU entschieden hast! In unserem Verlag dreht sich alles darum, dir mit gutem Rat dein Leben schöner, erfüllter und einfacher zu machen. Unsere Autorinnen und Autoren sind echte Expertinnen und Experten auf ihren Gebieten, die ihr Wissen mit viel Leidenschaft mit dir teilen. Und unsere erfahrenen Redakteurinnen und Redakteure stecken viel Liebe und Sorgfalt in jedes Buch, um dir ein Leseerlebnis zu bieten, das wirklich besonders ist. Qualität steht bei uns schon seit jeher an erster Stelle – jedes Buch ist von Büchermenschen für Buchbegeisterte gemacht, mit dem Ziel, dein neues Lieblingsbuch zu werden.

Deine Meinung ist uns wichtig, und wir freuen uns sehr über dein Feedback und deine Empfehlungen – sei es im Freundeskreis oder online.

Viel Spaß beim Lesen und Entdecken!

PS: Hier noch mehr GU-Bücher entdecken: www.gu.de

FÜR DIE UMWELT

Dieses Buch wurde auf PEFC-zertifiziertem Papier aus nachhaltiger Waldwirtschaft gedruckt. Aus Liebe zur Natur verwenden wir leichtes Papier.

WERDE TEIL DER GU-COMMUNITY!

Du und deine Familie, dein Haustier, dein Garten oder einfach richtig gutes Essen. Egal, wo du im Leben stehst: Als Teil unserer Community entdeckst du die neuesten GU-Bücher als Erstes, du genießt exklusive Leseproben und wirst mit wertvollen Impulsen und kreativen Ideen bereichert.

Worauf wartest du? Sei dabei!

www.gu.de/gu-community

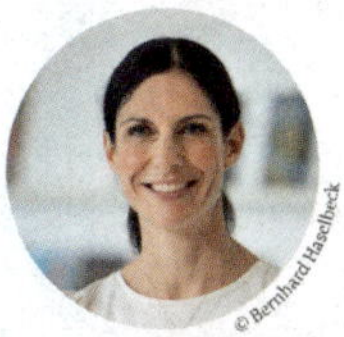

WARUM UNS DAS BUCH BEGEISTERT

» Dieses Buch räumt mit Ernährungsmythen auf und lädt zu einem entspannten, genussvollen Umgang mit Lebensmitteln ein. «

Eva-Maria Hege, Verlagsleitung